医药高等职业教育校企双元新形态教材

健康评估实训指导

（供护理、助产专业用）

主　编　李　梅　杨宇华

副主编　曾妤平　周幸莲　刘建平

编　者　（以姓氏笔画为序）

刘建平（惠州市第三人民医院）

刘潭志（惠州卫生职业技术学院）

李　梅（惠州卫生职业技术学院）

杨宇华（惠州卫生职业技术学院）

吴思舫（惠州市第三人民医院）

周幸莲（惠州卫生职业技术学院）

高国珍（惠州卫生职业技术学院）

曾妤平（惠州卫生职业技术学院）

潘长玲（惠州卫生职业技术学院）

中国健康传媒集团

中国医药科技出版社

内容提要

本教材是“医药高等职业教育校企双元新形态教材”之一。本教材分为体格检查、心电图检查、病历书写等七部分内容，大部分内容在校内实验室完成，部分内容需到医院见习后完成。使用本实训指导时，要充分利用多媒体、仿真电子标准化患者等电化教学手段示教，扩大直观教学效果；鼓励学生勤于动手、反复训练、书写实习报告，通过不断强化，苦练基本功，逐步使各种技能操作规范化。每个实训后附有目标检测及其答案，方便学生检验学习成果。本教材为书网融合教材，即纸质教材有机融合电子教材、教学配套资源（微课等）、题库系统、数字化教学服务（在线教学、在线作业、在线考试），使教学资源更加多元化、立体化，促进学生自主学习。

本教材主要供高等职业院校护理、助产专业，也可供其他专业参考使用。各专业可依据教学大纲要求及课时安排而选择实习项目。

图书在版编目（CIP）数据

健康评估实训指导 / 李梅，杨宇华主编 . -- 北京 : 中国医药科技出版社，2025. 1. --（医药高等职业教育校企双元新形态教材）. -- ISBN 978-7-5214-5110-8

Ⅰ. R471

中国国家版本馆CIP数据核字第2024LL0772号

美术编辑 陈君杞

版式设计 南博文化

出版 **中国健康传媒集团** | 中国医药科技出版社

地址 北京市海淀区文慧园北路甲22号

邮编 100082

电话 发行：010-62227427 邮购：010-62236938

网址 www.cmstp.com

规格 787×1092mm 1/16

印张 6

字数 119千字

版次 2025年1月第1版

印次 2025年1月第1次印刷

印刷 北京印刷集团有限责任公司

经销 全国各地新华书店

书号 ISBN 978-7-5214-5110-8

定价 35.00元

前 言

健康评估是一门连接护理基础课程和专业课程的桥梁，也是临床护理实践重要的基本功。本门课程内容丰富，实践性很强，不仅涵盖了体格检查、心电图检查等多个重要环节，还强调了病历书写等临床基本技能。这些基本知识和基本技能对于日后临床护理课程的学习以及未来的护理工作都有着深远的影响。

健康评估作为护理程序的首要环节，其准确性和全面性直接关系到护理质量的高低。它不仅要求学生掌握扎实的理论知识，更强调将理论应用于实践，通过有效的沟通技巧、细致的观察能力和准确的评估手段，全面、客观地收集并分析个体的健康信息，为疾病的早期发现、诊断、治疗及康复提供科学依据。因此，为了帮助护理和助产专业学生更好地掌握这门课程，我们依据健康评估教学大纲，参考了一系列权威书籍和最新研究成果，经过反复研究讨论，精心编写了本书。

本实训指导分为体格检查、心电图检查、病历书写等几个核心部分。这些内容旨在通过系统的学习和实践，使学生能够全面掌握健康评估的基本方法和技能。大部分实训内容可以在校内实验室完成，而部分内容则需要到医院见习后才能更好地理解和掌握。本教材为书网融合教材，即纸质教材有机融合电子教材、教学配套资源（微课等）、题库系统、数字化教学服务（在线教学、在线作业、在线考试），使教学资源更加多元化、立体化，促进学生自主学习。

在使用本实训指导时，我们鼓励学生充分利用多媒体、仿真电子标准化患者等现代化的教学手段进行示教和学习，以扩大直观教学效果。同时，我们也希望学生能够勤于动手、反复训练，通过不断实践来巩固所学知识，并逐步提高各项技能操作的规范化水平，每个实训指导后附有目标检测及其答案，方便学生检验学习成果。

本实训指导主要适用于护理、助产专业，当然，也可供其他相关专业参考使用。各专业可根据自身的教学大纲要求和课时安排来选择相应的实习项目。

最后，限于水平和经验，本实训指导可能存在一些不足之处，我们真诚地欢迎广大师生在使用过程中提出宝贵的批评和建议，以便我们不断改进和完善。

编　者

2024年5月

目　录

实训一

身体评估基本方法和一般状态评估

【实训目的】

1.学会正确的体格检查方法：视诊、触诊、叩诊、听诊、嗅诊。

2.能正确测量并记录体温、脉搏、呼吸、血压。

【情景导入】

案例：患者，男，56岁，吸烟30余年，近几年反复咳嗽、咳痰，活动无耐力，1周前受凉后症状加重来就诊，初步诊断为“慢性支气管炎并肺气肿”。

讨论：1.如何给患者进行体温、脉搏、呼吸、血压评估？

2.该患者可能出现哪些阳性体征？

【用物准备】

体温计、血压计、听诊器、叩诊锤、手表、纸、笔。

【实训内容】

一、体格检查的基本方法

（一）视诊

用视觉观察患者全身状况或局部表现。

1.最好在间接日光下进行，光线要充足。

2.环境温暖，充分暴露被观察部位。

3.检查要全面系统，养成敏锐、细致的观察习惯。

（二）触诊

1.浅部触诊法　检查者四指并拢或手掌轻放于被检部位，体表被压下1~2cm，轻柔地进行滑动触摸（图1–1）。

触感法：用手指的指腹，手掌的掌面或尺侧缘轻贴于被检查部位，以感知该部的震（颤）动、搏动或温度等。

2.深部滑行触诊法　嘱被检者张口平静呼吸，在腹肌松弛和呼气时，检查者以并拢的示指、中指、环指指端逐渐压向腹腔，在被触及的脏器或包块周围上下左右地滑动触摸。

3.双手触诊法　检查者双手要相互配合，以左手置于被检查脏器或包块的后部，并将其推向右手方向，右手置于被检查部位进行触诊（图1–2）。

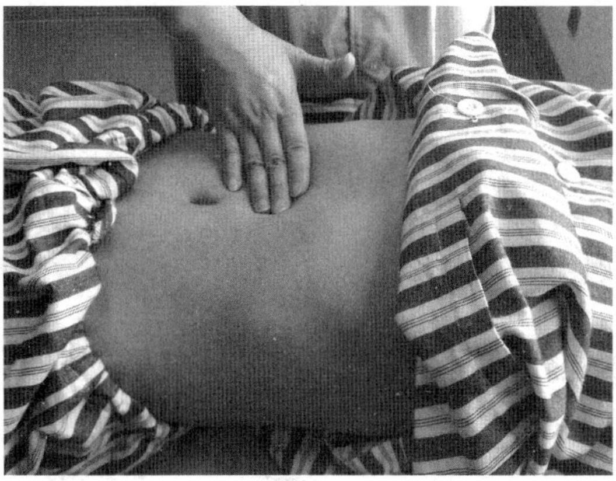

图 1–1　浅部触诊法

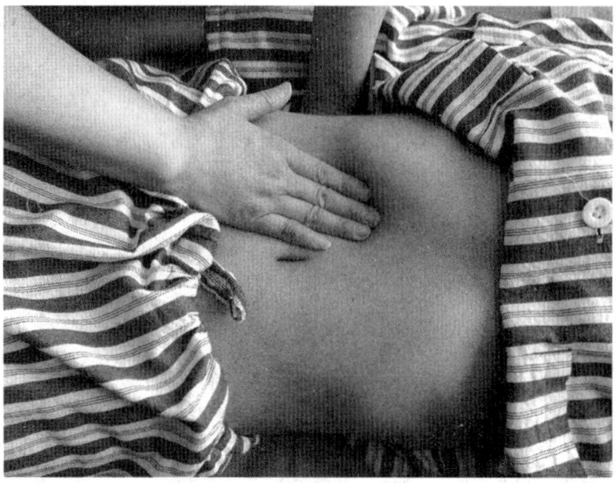

图 1–2　双手触诊法

4. 深压触诊法　以拇指或并拢的示指、中指逐渐深压，用以确定有无压痛点（图1–3）。

5. 冲击触诊法　以并拢的示指、中指、环指，取适当角度置于被检查部位，做数次急速而较有力的冲击动作。此法只适用于大量腹水患者，肝、脾或包块因腹水用上述方法难以触及时采用（图1–4）。

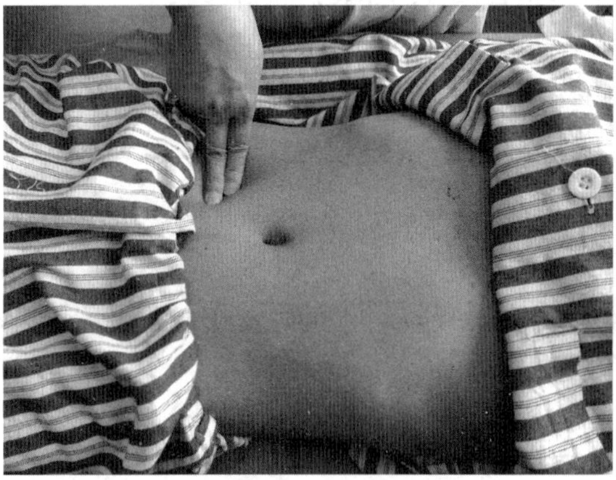

图 1–3　深压触诊法

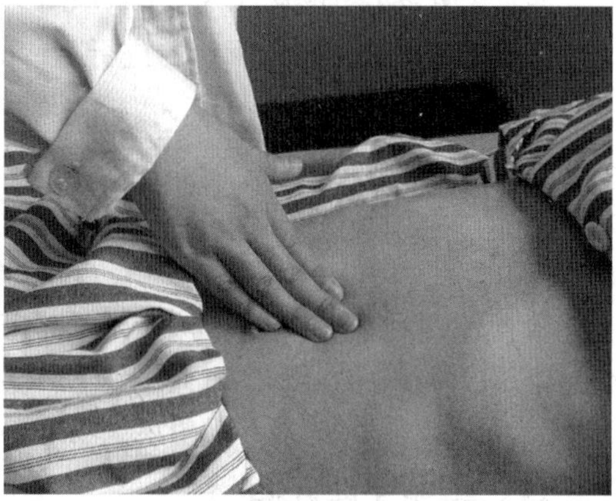

图 1–4　冲击触诊法

（三）叩诊

1. 直接叩诊法　检查者以右手并拢的示指、中指、环指、掌面直接拍击被检查部位（如胸部或腹部），也可用中指指端直接叩击被检查部位（如骨骼）。

2. 间接叩诊法（指叩诊法）　以左手中指第二指节紧贴于被叩部位，其他各指稍抬起，勿与体表接触。右手手指自然弯曲，以中指指端垂直叩击左手中指第二指骨的前端；叩诊时应以腕关节活动为主，避免肘关节及肩关节活动，动作要灵活、短促而又富有弹性；每次只需连续叩击2~3下，避免不间断连续叩击，叩击时间间隔均等，力量均匀适中（图1–5）。

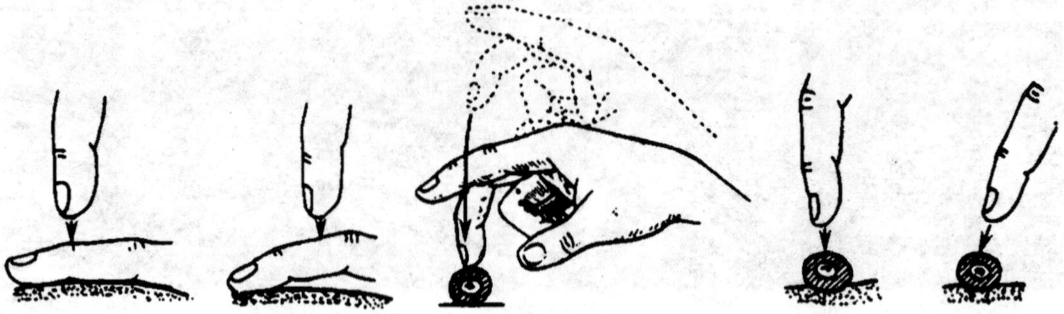

图1–5　间接叩诊法

3.捶叩法　以左手掌贴放在被检查部位，右手握拳，用尺侧缘捶左手手背。用力轻重相宜。

（四）听诊

1.直接听诊法　检查者以耳朵直接贴于患者被检查部位的体表进行听诊。

2.间接听诊法　利用听诊器进行听诊的检查方法。检查时听诊器耳件方向应向内前方，使其紧贴检查者外耳道口，以示指将听诊器体件固定并紧贴检查部位皮肤。注意：应使听诊胸件暖和后再接触被检查者体表。

（五）嗅诊

检查者用手将患者散发的气味扇向自己的鼻部。以嗅觉判断发自患者（皮肤、黏膜、呼吸道、胃肠道、呕吐物、排泄物等）的异常气味。

二、生命体征评估

（一）测量体温、脉搏、呼吸、血压操作流程

1.准备用物　体温计（甩水银柱至35℃以下）、血压计、听诊器、手表。

2.说明目的　向患者解释评估目的和要求。

3.体温

（1）腋测法　擦干腋汗，将体温计汞柱端放于腋窝中央顶部，嘱患者夹紧并曲肘于胸前，10分钟后取出并读数。

（2）口测法　口表斜放于舌下，闭口5分钟后取出并读数。

（3）肛测法　患者取侧卧位，润滑肛表，插入肛门4~6cm，扶托5分钟后取出并读数。

4.脉搏　示指、中指、环指指腹放于患者桡动脉上计数（一般患者测30秒 ×2，异常时测1分钟）。

5.呼吸　观察胸廓或腹部起伏并计数（一般患者测30秒 ×2，异常或婴儿测1分钟）。

6.血压　患者取坐位或卧位，将右手臂衣袖卷于肩部（必要时脱袖），肘部伸直，手掌向上，打开血压计（心脏、肱动脉、血压计底部成一水平线），缠袖带于上臂中部（下缘应距肘窝2~3cm，松紧以能放入一指为宜），开汞槽开关，戴听诊器，置听诊器胸件于肘部肱动脉搏动明显处，用手固定（不要接触气袖，更不能塞在气袖下），打气（使汞柱上升到动脉搏动音消失后20~30mmHg），缓慢放松气门（汞柱每秒下降4~5mmHg为宜），听到第一声音为收缩压，声音减弱或消失音为舒张压，排尽余气，血压计倾斜45°，关闭汞槽开关，取下袖带并整理放好，关好血压计。e 微课1

7.记录　记录体温、脉搏、呼吸、血压结果。

【实训方法】

1.先由教师做检查示教，边操作演示边讲解，强调操作要领。

2.每两位同学为一组，相互检查。教师巡回指导。

3.实习结束前（约15分钟）抽查、小结。

【注意事项】

1.体温检查前应将体温计汞柱甩到35℃以下。

2.注意患者极度消瘦或意识障碍等情况，若未能将体温计夹紧，将影响检查结果。

3.注意避免在餐后、活动、激动等情况下检查脉搏和血压。

4.测量血压时若无声音消失，则以声音突然变小时的汞柱数值为舒张压。

【实训报告】

实训报告

生命体征检查如下。

体温________℃；脉搏________次/分；

呼吸________次/分；血压________mmHg。

检查者签名：

日期：

目标检测

目标检测答案

一、选择题

1. 护理体检最重要的方法是（　　）

A. 视诊　B. 听诊　C. 触诊　D. 叩诊　E. 嗅诊

2. 护理体检的最终目的是（　　）

A. 结合病史做出医疗诊断　B. 和患者建立良好的护患关系
C. 了解患者存在的健康问题　D. 全面了解患者资料
E. 解决患者健康问题

3. 护理体检前的准备不包括（　　）

A. 用物准备　B. 环境准备
C. 患者准备　D. 工作人员准备
E. 患者家属准备

4. 以下有关护理体检的注意事项，正确的是（　　）

A. 一般仅在患者入院时进行　B. 检查卧床患者应站在患者的右边
C. 危重患者应详细询问和体检　D. 判断皮疹应在灯光下进行
E. 必须用屏风遮挡和第三者陪伴在场

5. 关于体温生理性变化的错误论述是（　　）

A. 新生儿体温易受环境温度的影响
B. 老年人因代谢率低，体温在正常范围的低值
C. 体温的昼夜波动与人体的活动、代谢的相应周期性变化有关
D. 女性经前和妊娠早期受黄体酮的影响使体温升高
E. 饥饿、紧张均可使体温一时性增高

6. 以口腔温度为例，划分低热的范围是（　　）

A. 36.5℃以上　B. 36.8~38.0℃
C. 37.3~38.0℃　D. 37.5~37.9℃
E. 38.0~38.5℃

7. 可出现体温过低的患者是（　　）

A. 慢性消耗性疾病　B. 组织破坏
C. 内出血　D. 恶性肿瘤
E. 免疫性疾病

8.可出现体温增高的患者是（　　）

A.甲状腺功能减低症　　B.低温环境暴露过久

C.内分泌疾病　　D.急性大出血

E.慢性消耗性疾病

9.间歇热常见于（　　）

A.流行性感冒　　B.伤寒

C.败血症　　D.疟疾

E.风湿

10.弛张热常见于（　　）

A.流行性感冒　　B.伤寒

C.疟疾　　D.肿瘤

E.败血症

11.关于测量不同部位的体温，下列叙述错误的是（　　）

A.测温前20~30分钟若有运动、进食、进冷饮，应休息30分钟再测量

B.测口温多用于婴幼儿、昏迷患者

C.心肌梗死患者不宜测肛温

D.极度消瘦患者不宜测腋温

E.测腋温易受环境影响，准确性不高

12.发现体温与病情不相符，应（　　）

A.检查患者的全身情况　　B.检查体温计的准确性

C.检查测量方法是否正确　　D.检查病室的温度

E.重新测量

13.常用来诊脉的动脉是（　　）

A.颈动脉　　B.颞动脉

C.桡动脉　　D.肱动脉

E.股动脉

14.以下测量脉搏做法错误的是（　　）

A.患者剧烈活动后应休息20分钟再测

B.用示指、中指和无名指诊脉

C.异常脉搏需测1分钟

D.脉搏细弱测不清可听心率

E.有绌脉者应先测心率，然后再测脉率

15.发生脉搏短绌常提示（　　）

A.心源性休克　　B.心房纤颤

C.心力衰竭　　D.房室传导阻滞

E.窦性心律不齐

16.关于脉搏，下列叙述错误的是（　　）

A.体温升高者常伴有脉率增加

B.正常成人在安静状态下脉率超过100次/分称为心动过速

C.正常成人在安静状态下脉率小于60次/分称为心动过缓

D.活动时增快

E.若出现窦性心律不齐，说明心脏一定有问题

17.正常成人的呼吸频率为（　　）

A. 16~20次/分　　B. 18~20次/分

C. 17~21次/分　　D. 20~22次/分

E. 22次/分以上

18.呼吸过速是指呼吸频率超过（　　）

A. 18次/分　　B. 20次/分

C. 22次/分　　D. 24次/分

E. 26次/分

19.以下关于血压的生理性变化，错误的一项是（　　）

A.女性在更年期前，血压低于男性　　B.黄昏高于清晨

C.外界气温低时血压升高　　D.外界气温高时血压下降

E.左侧高于右侧10~20mmHg

20.脉压减小指脉压小于（　　）

A. 50mmHg　　B. 40mmHg

C. 30mmHg　　D. 20mmHg

E. 10mmHg

21.脉压增大可见于（　　）

A.甲状腺功能亢进症　　B.主动脉瓣狭窄

C.心包积液　　D.心力衰竭

E.二尖瓣狭窄

22.脉压差增大主要见于（　　）

A.心包积液　　B.心肌梗死

C.心动过速　　D.动脉硬化

E.休克

23.测血压时听见搏动音突然变弱或消失时，此时袖带内压力（　　）

A.大于心脏收缩压　　B.等于心脏收缩压

C.小于心脏收缩压　　D.等于心脏舒张压

E.大于心脏舒张压

24.坐位测量血压，应使肱动脉平（　　）

A.第二肋　　B.第三肋

C.第四肋　　D.第五肋

E.第六肋

25.测量患者血压时，下列叙述错误的是（　　）

A.安静休息20~30分钟

B.测肱动脉血压时袖带的下缘距肘窝2~3cm

C.松紧以能插入一指为宜

D.听诊器胸件塞入袖带内

E.打气不可过快、过猛

26.有机磷农药中毒患者的呼吸气味为（　　）

A.烂苹果味　　B.大蒜味

C.氨臭味　　D.恶臭味

E.肝腥味

27.糖尿病酮症酸中毒患者的呼吸气味为（　　）

A.烂苹果味　　B.大蒜味

C.氨臭味　　D.恶臭味

E.肝腥味

28.刘某，男，50岁，诊断：慢性细菌性痢疾，5分钟前用温水服药，护士前来测量体温，了解情况后应该（　　）

A.暂停测一次　　B.参照上一次测量值记录

C.改测量直肠温度　　D.嘱其用冷开水漱口后再测量

E.嘱咐患者30分钟后再测量口腔温度

29.某患者测量口腔温度时，不慎咬碎体温计，护士应首先给予（　　）

A.口服蛋清　　B.立即服用大量膳食纤维丰富的食物

C.催吐　　D.洗胃

E.清除口腔内玻璃碎屑

30.王某，男，30岁，诊断：败血症，持续发热10天，每天8:00体温38℃左右，16:00体温高达39.5℃以上，患者可能出现的热型是（　　）

A.稽留热　　B.弛张热

C.间歇热　　D.双峰热

E.不规则热

31.王某，男，50岁，高血压史10年，血压188/136mmHg，经治疗后的血压稍有下降，但时有波动，患者紧张焦虑，当测得血压偏高时，护士做法不妥的是（　　）

A.向患者讲解治疗原则，给予保健指导

B.如实告诉测量结果，使患者掌握病情

C.与基础血压做对照后向患者做合理解释

D.测得血压值偏高时，应保持镇静

E.安慰患者保持情绪乐观

32.患者，男，76岁，处于濒死期，患者呼吸浅表微弱，不易观察，此时测量呼吸频率的方法是（　　）

A.仔细听呼吸音响并计数

B.手置于患者鼻孔前，以感觉气流通过计数

C.手按胸腹部，以胸腹部起伏次数计数

D.测量脉率乘以1/4，以推测呼吸的次数

E.用少许棉花置于患者鼻孔前观察棉花飘动次数计呼吸频率

33.陈某，男，40岁，口腔手术后第二天，护士为其测量腋温，检视读数，汞柱35℃以下，分析原因可以排除的一项是（　　）

A.病情变化　　B.腋下汗液未擦干

C.测量时患者未夹紧体温计　　D.体温计失灵

E.测量时间少于15分钟

二、填空题

1.体温正常值：口腔________℃，直肠________℃，腋窝________℃。

2.发热过程的三个阶段是____________、____________、____________。

3.成人脉率超过________次/分称为速脉，低于________次/分称为缓脉。

4.观察异常脉搏的内容为____________、____________、____________、____________。

5.成人正常的血压范围是：收缩压________，舒张压________，脉压差________。

6.长期测量血压的患者要做到“四定”：________、________、________、________。

三、名词解释

1.生命体征

2.发热

3.稽留热

4.弛张热

5.潮式呼吸

6.高血压

7.低血压

四、问答题

1.测量体温应注意什么？

2.测量血压时影响血压正确性的因素有哪些？

五、综合分析题

1.患者，男，发热一周，体温持续在39.0~40.5℃，拟诊“发热待查”，于上午8：00入院。测量体温40.3℃，脉搏110次/分，呼吸28次/分，血压130/90mmHg，神志清楚，面色潮红，口唇干裂，口角疱疹，体质消瘦，卧床不起，食欲差。上午8：20给予退热剂后，体温降至38.9℃，大量出汗，口干，下午2：00体温升至39.8℃。

请问：

（1）患者发热呈何种热型？

（2）入院时发热程度如何？

（3）请根据患者情况提出护理措施。

2.某患者术后医嘱：测量血压30分钟一次，共4次。护士第一次测量血压90/60mmHg，脉搏96次/分，第二次测量血压80/50mmHg，脉搏110次/分。

请问：护士是否继续按医嘱测量血压？为什么？应该如何做？

书网融合……

1.血压测量过程

眼球随检查者手指所示方向（水平或垂直）运动数次，观察眼球是否出现震颤。

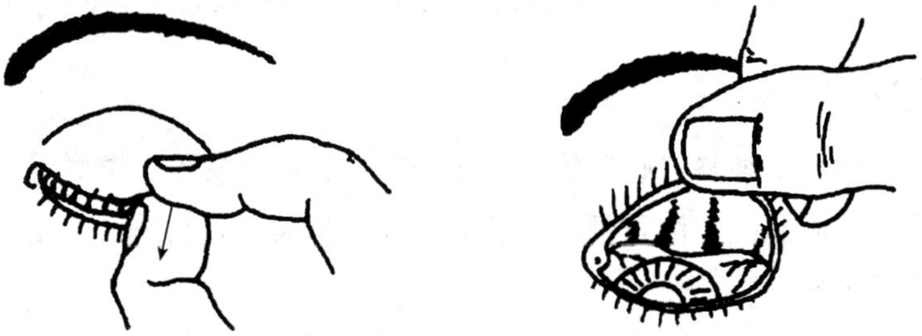

图 2-8 翻转眼睑检查上睑结膜

3. 瞳孔与对光反射检查 在一般光线下，测量瞳孔直径，观察双侧瞳孔是否等大等圆。

检查对光反射时，嘱被检查者注视远方，检查者取手电筒，手电光由外向内移动，直接照射瞳孔后，瞳孔缩小，移开光源后瞳孔迅速复原，称为直接对光反射；用手隔开双眼，当光源照射一侧瞳孔时，对侧瞳孔也缩小，称为间接对光反射。

4. 调节反射及辐辏反射检查 嘱受检者注视1m以外检查者的手指（一般用示指竖立），检查者将手指迅速由远移近眼球前（距眼球约10cm处），出现双侧瞳孔缩小，称为调节反射；重复上述检查，但是示指移动速度较慢，出现双侧眼球向内聚合，称为辐辏反射。

（三）耳部检查

1. 耳廓检查 有无畸形、结节、触痛。

2. 外耳道检查 嘱受检者头部转向右侧，检查者右手拇指放在其左耳屏前向前牵拉，示指及环指将耳廓向后上方牵拉，左手持手电筒观察外耳道的皮肤及有无溢液；换手检查右侧。

3. 听力检查 嘱受检者闭目，并用手指堵塞未被检测的外耳。检查者持手表或以拇指与示指相摩擦，自1米以外逐渐移近被检耳部，直到被检者听到声音或接近耳部为止。以同法测对侧听力，并与正常人作比较。

（四）鼻部检查

1. 观察皮肤颜色及外部形态 左手拇指向上推鼻尖，借手电光观察鼻前庭和鼻腔、分泌物、鼻中隔有无偏曲、鼻息肉或肿瘤等。分别用拇指和示指压闭一侧鼻翼检查鼻通气情况。

2. 鼻窦检查 顺序为额窦、筛窦、上颌窦。检查额窦时，检查者两手置于两侧颞部，双手拇指分别置于眼眶上缘内侧向后上方按压，观察并询问有无疼痛现象；检查筛窦时，检查者两手手指分置于颞部耳廓部，双手拇指分别置于鼻根部与眼内角之间向后方按压；检查上颌窦时，检查者两手置于左右颧骨部向后按压；按压时观察并询问有无疼痛现象。

（五）口咽部检查

1. 口唇及口腔检查 观察口唇颜色，有无苍白、发绀、皮疹、糜烂等；在自然光线或手电筒照明下观察口腔黏膜；注意颜色，有无缺齿、义齿、龋齿等；嘱受检者伸舌，观察舌体、舌苔和伸舌运动。

2. 咽部及扁桃体检查 受检者取坐位，头略向后仰，口张大并发“啊”音，检查者右手持压舌板在舌前2/3与后1/3交界处迅速下压，左手持电筒照亮检查部位即可见咽部及扁桃体。扁桃体肿大分三度，不超出咽腭弓者为Ⅰ度，超出咽腭弓者为Ⅱ度，达咽后壁中线者为Ⅲ度（图2–9）。

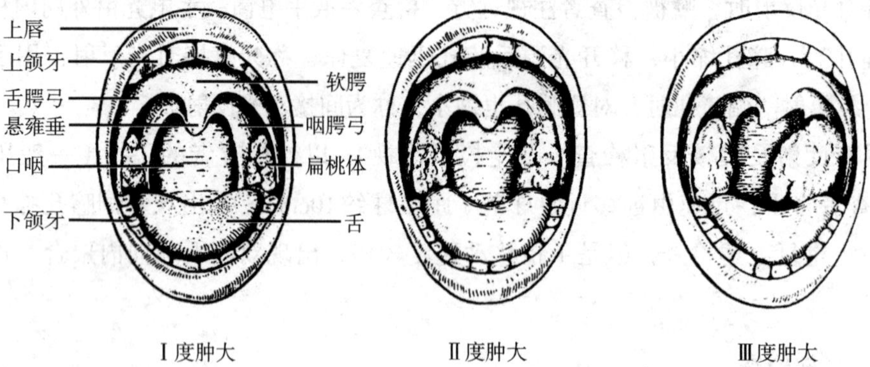

图 2–9 扁桃体位置及肿大分度

四、颈部检查

（一）颈部外形与运动

观察颈部外形，是否直立、双侧对称；受检者去枕仰卧，检查者用左手置于受检者的枕部，把头部轻托并屈颈及左右移动其颈部，观察有无颈强直及转动障碍。

（二）颈静脉怒张

正常人坐位或立位时颈外静脉不显露，平卧时稍见充盈。受检查者取平卧位或半卧位，观察锁骨上缘至下颌角颈静脉充盈的情况。

（三）甲状腺检查

观察甲状腺的大小和对称性。

受检者取坐位，检查者面向被检者，用拇指从胸骨上切迹向上触摸甲状腺峡部；然后左手拇指将环状软骨及气管推向对侧，右手示指、中指在左胸锁乳突肌后缘向前推挤，右手拇指在气管旁滑动触摸左叶甲状腺，检查中嘱其做吞咽动作。同法，换手检查右叶。检查时动作宜轻柔，注意甲状腺大小、质地、有无结节、是否对称、有无压痛及震颤等（图2-10）。注意甲状腺肿大的分度及描述。如有甲状腺肿大，应注意听甲状腺有无血管杂音。

（四）气管检查

受检者取坐位或仰卧位，注视正前方，检查者将右手示指及环指分别置于两侧胸锁关节上，将中指置于气管上，如中指位于正中间为气管居中，如果有偏移则提示有气管移位（图2-11）。

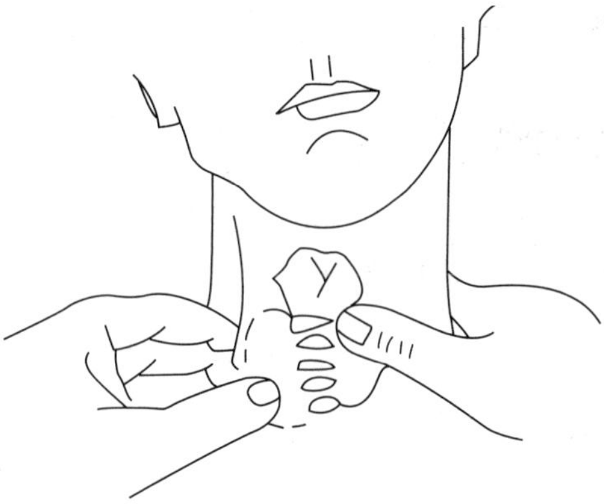

图 2-10　甲状腺触诊

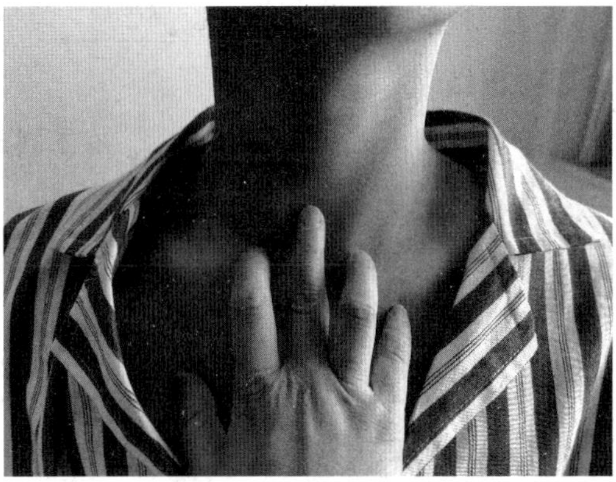

图 2-11　气管位置评估

【实训方法】

1.先由教师做检查示教，边操作演示边讲解，强调操作要领。

2.每两位同学为一组，相互检查。教师巡回指导。

3.实习结束前（约15分钟）抽查、小结。

【注意事项】

1.淋巴结检查时的滑动触诊是指手指按压处的皮肤与皮下组织之间的滑动，转动式滑动有助于鉴别淋巴结与肌肉和血管结节。

2.检查淋巴结应注意部位、大小、形状、数目、表面特点、质地、有无压痛、活动度、界限是否清楚、局部有无红肿、瘢痕、瘘管等。

3.注意在光亮处瞳孔较小，受检者精神兴奋或在暗处瞳孔扩大，检查时应与病理情况相鉴别。

4.甲状腺听诊应使用钟形听诊器，钟形体件适用于听取低调声音。

【实训报告】

实训报告

1.一般情况

发育________，营养（良好、中等或不良）________，神志（清晰、嗜睡、意识模糊、谵妄、昏睡、昏迷）________，体位（自动体位、被动体位、强迫体位）________，步态________，面容________，表情________。

2.皮肤

色泽________，弹性________，温度________，湿度________，皮疹________，出血________，水肿________，蜘蛛痣________，溃疡及疤痕________，毛发分布________。

3.淋巴结

全身淋巴结有无肿大________，有下列淋巴结肿大________。

4.头部

头颅：形状________，大小________，压痛________，肿块________，头皮________，其他________。

头发：量________，色________，光泽________。

其他________。

5.面部

眼：眉毛________，睫毛________，眼睑________，眼球________，结膜________，巩膜________，角膜________，瞳孔________，对光反应________。

耳：耳廓________，听力________。

鼻：外形________，鼻翼扇动________，分泌物________，鼻旁窦压痛________。

口腔：气味________，流涎________。

唇：色________，义齿________，龋齿________，其他________。

齿龈：色________，出血________，齿槽溢脓________。

舌：偏斜________，震颤________，舌苔________，舌乳头萎缩________。

口腔黏膜：色________，溃疡________，出血点________，色素沉着________，斑疹________。

咽：充血________。

扁桃体：大小________，颜色________，渗出物________。

6.颈部

强直________，对称________，动脉搏动________，静脉充盈________。

甲状腺大小________，硬度________，对称________。

气管位置________。

检查者签名：

日期：

目标检测

目标检测答案

一、选择题

1.尖颅主要是由（　　）引起

A.囟门过早闭合　　B.矢状缝与冠状缝过早闭合

C.缺钙所致　　D.脑积水

E.以上都不是

2.瞳孔正常直径为（　　）

A. 2~5mm　　B. 1~2mm

C. 3~4mm　　D. 5~6mm

E. 3~5mm

3.蝶窦的物理检查方法是（　　）

A.紧压双眼内眦处　　B.按压两眉之间

C.深压眼眶上缘内侧　　D.拇指置于左右颧部向后按压

E.以上都不是

4.瞳孔散大见于（　　）

A.毒蕈中毒　　B.虹膜炎症

C.阿托品作用　　D.注射吗啡后

E.氯丙嗪反应

5.颅内压增高患者突发瞳孔大小不等，多提示（　　）

A.脑出血　　B.脑疝

C.脑栓塞　　D.脑缺血

E.脑血栓形成

6.瞳孔缩小见于（　　）

A.濒死状态　　B.视神经萎缩

C.绝对青光眼　　D.阿托品作用

E.有机磷中毒

7. 甲状腺肿大分为三度，Ⅲ度指（　　）

A. 不能看到仅能触及　　B. 能看到又能触及为Ⅱ度

C. 超过胸锁乳突肌　　D. 甲状腺上有结节

E. 甲状腺肿大有脓性分泌物

8. 气管移位不见于（　　）

A. 肺不张　　B. 肺纤维化

C. 胸腔积液　　D. 肺气肿

E. 气胸

9. 颈静脉怒张不见于（　　）

A. 左心衰竭　　B. 右心衰竭

C. 心包积液　　D. 纵隔肿瘤

E. 缩窄性心包炎

10. 某人平卧时可见到颈外静脉充盈，30° 半卧位时充盈水平限于锁骨上缘至下颌角距离的下 2/3 内，可诊断为（　　）

A. 上腔静脉阻塞综合征　　B. 右心衰竭

C. 心包积液　　D. 正常状态

E. 缩窄性心包炎

11. 草莓舌可见于猩红热，以下叙述正确的是（　　）

A. 舌乳突肿胀，发红类似草莓

B. 舌头萎缩，舌面光滑，舌体较小

C. 舌体比正常人增大

D. 舌面上出现横向裂纹

E. 舌面绛红，如牛肉状

12. 镜面舌见于慢性萎缩性胃炎，正确的是（　　）

A. 舌乳突肿胀，发红类似草莓　　B. 舌头萎缩，舌面光滑，舌体较小

C. 舌体比正常人增大　　D. 舌面上出现横向裂纹

E. 舌面绛红，如牛肉状

13. 以下有关甲状腺功能亢进的叙述中，正确的是（　　）

A. 甲状腺肿大并甲状腺杂音

B. 甲状腺肿大并有坚硬肿块，边缘不规则

C. 甲状腺肿大，未闻及血管杂音，症状不明显

D. 甲状腺明显肿大，无甲状腺功能亢进和体征

E. 青年女性，甲状腺稍大，无症状

14.某患者头部体检有阳性体征：上眼睑挛缩，呈凝视状，伴轻度突眼，伸舌有细颤。你认为最可能见于（　　）

A.严重脱水　　B.甲状腺亢进

C.麻痹性斜视　　D. Horner综合征

E.阿托品中毒

15.某患者，外伤后出现昏迷，查体发现球结膜水肿，双侧瞳孔不等大，对光反应迟钝，多见于（　　）

A.颅内压升高　　B.枕骨大孔疝

C.小脑幕切迹疝　　D.脑缺氧

E.脑震荡

二、填空题

1.正常瞳孔两侧等圆等大，直径________；瞳孔缩小时直径________，见于有机磷中毒；瞳孔扩大直径________，见于________。

2.镜面舌见于________，草莓舌见于________，干燥舌见于________。

3.扁桃体肿大分三度：I度________，Ⅱ度________，Ⅲ度________。

4.甲状腺肿大分三度：I度________，Ⅱ度________，Ⅲ度________。

三、名词解释

1.巨颅

2.颈静脉怒张

四、问答题

1.头部检查包括哪些内容？

2.简述扁桃体肿大的分度。

3.颈静脉充盈的检查方法及临床意义是什么？

4.甲状腺肿大的原因有哪些？检查时如何鉴别？

五、综合分析题

患者，女，30岁，活动后心悸胸闷，多汗，怕热伴消瘦乏力2年。近两个月家人发现其颈部变粗。

请问：若做甲状腺触诊可以采用何种检查方法？听诊会有什么发现？

实训三
胸廓及肺部评估

【实训目的】

1.指出胸部体表标志并说出其临床意义。

2.按顺序进行胸廓、肺部的视、触、叩、听检查并规范地记录。

3.学会叩诊方法，辨别清音、浊音、实音、鼓音，并准确地叩出肺下界。

4.学会听诊方法，辨别肺部三种正常呼吸音（分布及听诊特征）。

5.具有尊重、关爱患者以及保护患者隐私的意识，具有医疗安全、护患交流、团队合作的职业意识及认真负责的职业态度。

【情景导入】

案例：患者，女，68岁，农民。慢性支气管炎病史30年。近8年来活动后感到气急，且逐渐加重。2周前因受凉后咳嗽加剧，痰量增多，且不易咳出，呼吸困难明显加重。以“慢性阻塞性肺疾病”收入院。

讨论：1.护士应如何给患者进行身体评估？

2.该患者可能出现哪些阳性体征？

【用物准备】

听诊器、床、心肺听诊与腹部触诊仿真电子标准化患者综合教学系统。

【实训内容】

一、胸部体表标志

（一）骨骼标志

1.胸骨角 在胸骨柄和胸骨体的连接处，形成向前突起的一道横嵴，第二肋骨在此与胸骨相连，依次计数前胸肋骨和肋间隙。

2.第7颈椎棘突 为后颈下部最突出的棘突，当低头时更容易触及，它是计数椎体的标志。

3.肩胛下角 当人体垂直，两臂下垂时，其肩胛下角相当于第7或第8肋骨水平。

（二）体表划线

1.前正中线 通过胸骨正中所作的垂直线。

2.锁骨中线（左、右） 通过锁骨外侧端与胸锁关节端连线中点的垂直线。

3.腋前线（左、右） 通过腋窝前皱襞所作的垂直线。

4.腋后线（左、右） 通过腋窝后皱襞所作的垂直线。

5.腋中线（左、右） 为腋前线与腋后线等距离的平行线，即由腋窝顶部向下的垂直线。

6.后正中线 通过椎骨棘突的垂直线（图3-1）。

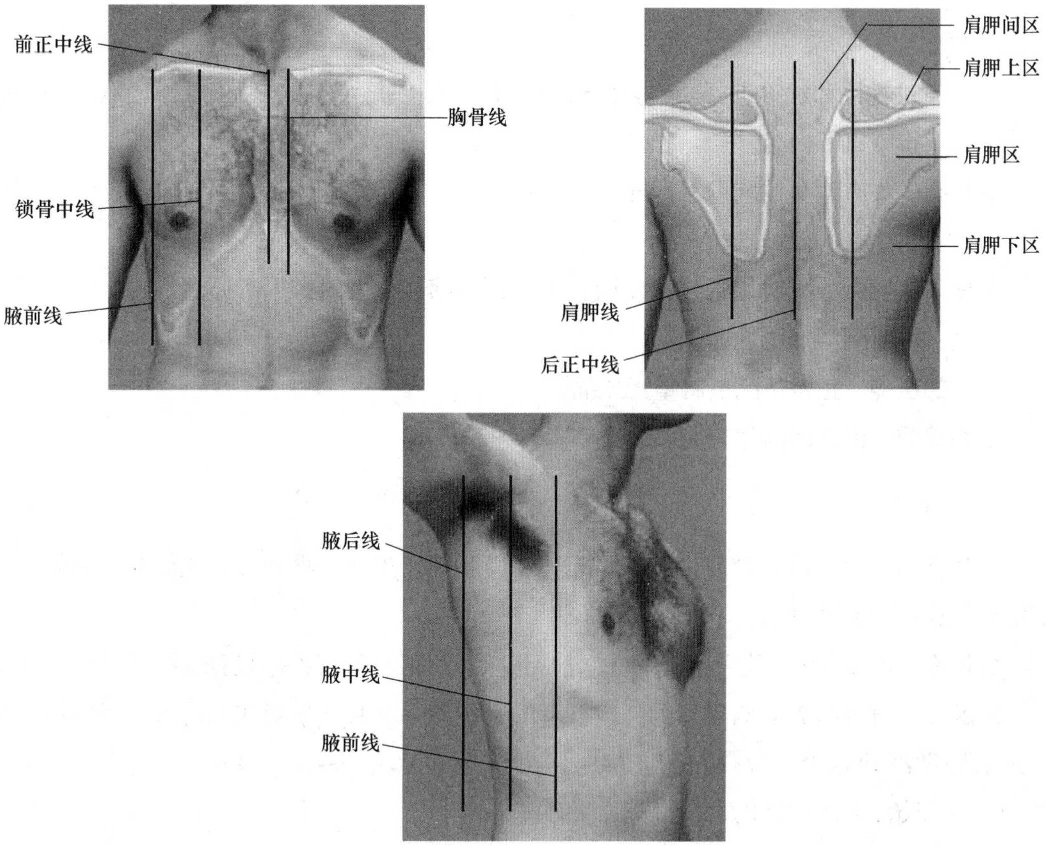

图3-1　胸部体表划线及分区

（三）胸部常用的凹陷及分区

1.腋窝（左、右） 上肢内面与胸壁相连的凹陷部。

2.胸骨上窝 胸骨上方之凹陷部。

3.锁骨上窝（左、右） 锁骨上方的凹陷部。

4.锁骨下窝（左、右） 锁骨下方的凹陷部。

5.肩胛上区（左、右） 背部肩胛冈以上的区域。

6.肩胛下区（左、右） 背部两肩胛下角连线与第12胸椎水平线两者之间的区域，后正中线将此区分为左右两区。

7.肩胛间区 背部两肩胛骨之间在两肩胛下角连线水平线上的区域（图3-1）。

二、胸廓与胸壁的检查

（一）胸廓形态

被检查者坐起，检查胸廓外形、对称性。

（二）胸壁

主要通过视诊和触诊进行。检查胸壁时，除注意皮肤、脂肪、肌肉及淋巴结等外，还应注意重点检查以下内容。

1. 静脉 如有明显的胸壁静脉充盈或曲张则为异常（检查静脉血回流方向，参照腹壁静脉检查）。

2. 皮下气肿 检查时用手按压皮肤，可有握雪感或捻发感；用听诊器加压听诊皮下气肿的皮肤，可听到类似捻发的声音。

3. 胸部压痛 正常情况下胸壁无压痛。

4. 肋间隙 注意肋间隙有无回缩或膨隆。

（三）乳房

评估乳房时患者取坐位或仰卧位，充分暴露胸部，先视诊再触诊，先健侧后患侧，还应触诊乳房周围的淋巴结。

1. 视诊 视诊应注意乳房和乳头的大小、形状、两侧是否对称及乳房皮肤、表面情况等。

2. 触诊 触诊时先健侧后患侧。检查者的手指和手掌必须平置在乳房上。轻施压力按一定顺序做滑动触诊。检查左侧乳房时，由外侧上部开始，沿顺时针方向由浅入深触摸全部乳房，最后触乳头。同样手法检查右侧乳房，但沿逆时针方向进行。触及包块时，要注意数目、大小、形态、界限、硬度、压痛、活动度、部位及与周围皮肤、组织是否粘连等。通常以乳头为中心作一垂直线和一条水平线，将乳头分为四个象限，以便病变部位的记录（图3–2）。

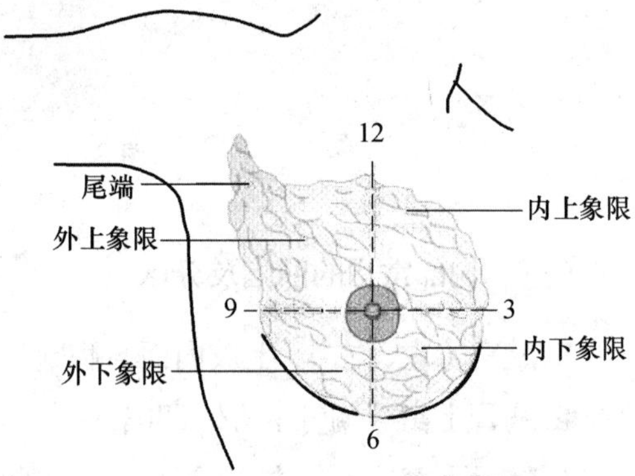

图 3–2 乳房划区示意图

三、肺

（一）视诊

评估呼吸运动类型、深度、频率、节律、两侧是否对称。

（二）触诊

1.胸廓扩张度　检查者先将两手对称地平放在被检查者前胸下半部，呼气时将两手贴紧胸壁，两拇指并拢靠正中线，随嘱被检查者深呼吸，吸气时两拇指便随之分开观察左、右拇指离开中线的距离，便可判断两侧的呼吸运动是否对称（图3–3）。

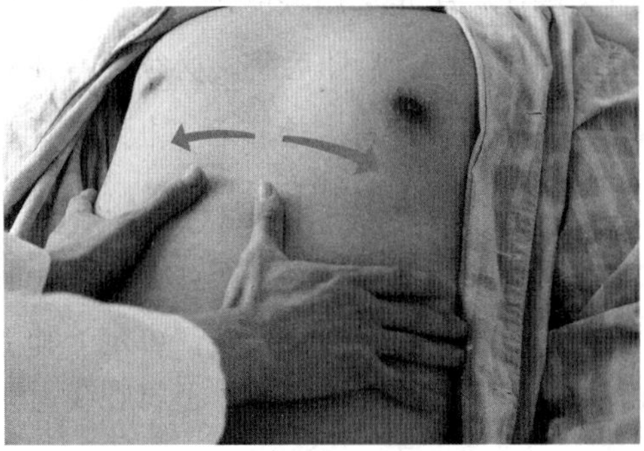
前胸壁吸气相

图3–3　胸廓扩张度评估

2.语音震颤　检查者将两手掌置于胸廓的对称部位，嘱患者作低音调长声喊出“一、二、三”或“一、一、一”时，手掌即有震动的感觉，然后比较两侧震动的强度（图3–4）。

3.胸膜摩擦感　检查者用手的掌面皮肤水平平贴在患者双侧的腋中线，注意手掌与胸壁之间不应有空隙。通常在腋中线第5~7肋间进行触诊，此处胸膜摩擦感最明显。嘱被检查者做平静均匀呼吸，若触到吸气和呼气时有如皮革样的摩擦感，再嘱检查者屏气，双手继续在同一位置触摸。如果摩擦感消失，即为胸膜摩擦感阳性；若屏气时摩擦感不消失，很有可能是心包摩擦感。

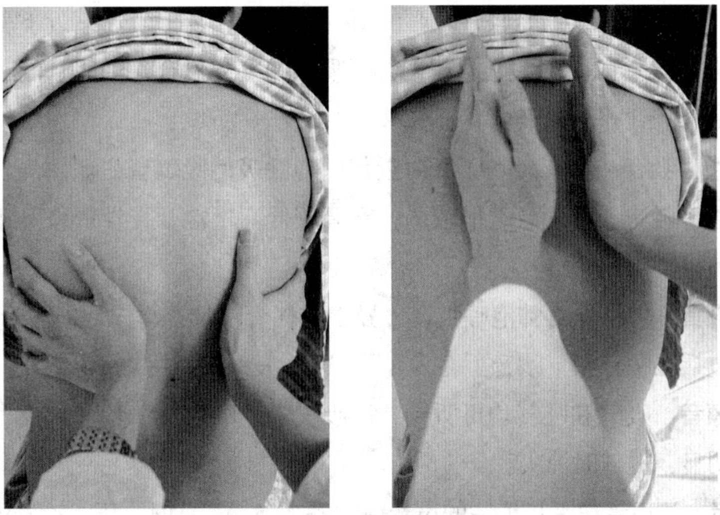

图3–4　语音震颤评估手法

（三）叩诊

常用间接叩诊法，也可先用直接叩诊法大致判断胸部音调的变化。叩诊时环境必须安静、温暖。根据患者情况取坐位或卧位，肌肉放松，姿势平衡，呼吸均匀。检查前胸时，胸部前挺；检查背部时，两手放于膝上，或两手交叉，左掌放在右肩，右掌放在左肩，胸部稍向前倾；检查腋下时，宜取坐位，两手掌抱在枕部。根据病变范围大小、位置深浅及肌肉厚薄，决定选用轻叩诊法或重叩诊法。叩诊力量要均匀一致。叩诊顺序自上向下，先叩前胸、侧胸，后叩后胸。必须注意在对称部位做左右对比。

1.肺部叩诊音 检查者“板指”和肋间隙平行，在叩诊肩胛间区时，“板指”与脊柱平行，但肩胛下角以下，“板指”仍保持与肋间平行，注意两侧对比。

2.肺下界叩诊 分别于左右两侧沿锁骨中线、腋下线、肩胛下角线自上而下地在肋间隙叩诊，由清音变为浊音处，可定为肺下界，用色笔在皮肤上划一记号。微课2

3.肺下界的移动范围 于肩胛线上叩诊，正常6~8cm。

（四）听诊

检查时要求正确佩戴听诊器。被检查者宜取坐位，听诊顺序一般由肺尖开始，自上而下，前胸、侧胸到背部，要上下对比和左右对称部位对比。患者微张口做均匀的呼吸，必要时可做较深的呼吸或咳嗽几声后进行听诊。听诊内容包括呼吸音、啰音、语音共振及胸膜摩擦音。

1.三种正常呼吸音

（1）支气管呼吸音 其特点是呼气音比吸气音长而强，音调较高，类似把舌抬高而呼出空气时所发生的“哈”声。正常在喉部、胸骨上窝和背部第6、7颈椎及第1、2胸椎附近可听到。

（2）肺泡呼吸音 其特点是吸气较呼气时间长而强，类似上齿贴近下唇而经口向内吸气时产生的“夫”音。正常人除上述支气管呼吸音和下述混合性呼吸音的听诊部位外，肺部的其余部分都可听到肺泡呼吸音。

（3）混合性呼吸音 其特点是吸气时近似肺泡呼吸的吸气音，但较强，音调较高；呼气时近似支气管呼吸音的呼气音，但较弱，音调较低。正常于胸骨角和肩胛间区的第3、4胸椎水平和右肺尖可听到。

2.异常呼吸音 包括异常肺泡呼吸音、异常支气管呼吸音与异常支气管肺泡呼吸音。

3.啰音 包括湿啰音和干啰音。

4.胸膜摩擦音 吸气和呼气均可听到，以吸气末呼气初最清楚。深吸气或在听诊器体件上加压时更明显，屏气时消失。

5.听觉语音 请患者按平均说话的声音说“一、二、三”时，用听诊器体件放在胸壁上听到柔和而不清楚的弱音，称为听觉语音。要在胸部两侧对称部位比较其强弱及性质（注：胸廓及肺部检查时，前、侧胸的视、触、叩、听检查完毕才做背胸的视、触、叩、听检查）。

【实训方法】

1.通过心肺听诊与腹部触诊仿真电子标准化患者综合教学系统展示需要掌握的内容与

要求。

（1）找出胸部体表标志。

（2）比较正常胸廓与桶状胸、扁平胸的不同。

（3）乳房的检查内容及方法。

（4）肺部的检查内容及方法。

（5）胸膜的检查内容及方法。

（6）通过心肺听诊与腹部触诊仿真电子标准化患者综合教学系统来听诊异常的呼吸音、啰音、胸膜摩擦音。

2.先以一名正常人为被评估者，教师示教胸廓、肺与胸膜的基本评估方法。教师边示教边复习课堂讲授内容，同时说明操作要领。

3.教师示教完毕，学生2人一组进行互相评估，期间教师根据学生操作情况做指导。

4.通过心肺听诊与腹部触诊仿真电子标准化患者综合教学系统，模拟标准化患者，学生分组结合病例对模拟人进行评估，要求学生仔细观察常见异常体征的特点，期间教师根据学生操作情况做指导。

5.实训结束后按护理病历书写格式，记录本次实验课评估结果。

【注意事项】

1.光线要适宜，环境温暖安静。

2.视诊时尽量缩短暴露时间，光线要充足，从不同角度，按一定顺序进行系统、全面的观察。

3.乳房触诊时，手指和手掌平放于乳房上进行滑动触诊，按顺序进行。

【实训报告】

实训报告

1.胸廓评估

外形：□正常 □桶状胸 □扁平胸 □鸡胸 □其他________

胸壁静脉：□未见 □充盈 □曲张

皮下气肿：□无 □有（部位________）

胸壁压痛：□无 □有（部位________）

2.肺部评估

（1）视诊

呼吸运动：□正常 □增强 □减弱（描述________）

呼吸困难：□无 □有（特点________）

呼吸频率：________次/分

呼吸深度：□适宜　□Kussmaul呼吸　□其他

呼吸节律：□规则　□不规则（□潮式呼吸　□间停呼吸　□呼吸停止）

（2）触诊

语音震颤：□正常　□增强　□减弱（描述________）

胸膜摩擦感：□无　□有

（3）叩诊

叩诊音：□正常　□异常（呈________音　部位________）

肺上界宽度：左________cm　右________cm

肺下界（肩胛角线）：左________右________

肺下界移动范围：________cm

（4）听诊

呼吸音：□正常　□增强　□减弱　□增粗　□管状呼吸音（描述________）

干啰音：□无　□有（描述________）

湿啰音：□无　□有（描述________）

语音共振：□正常　□增强　□减弱（描述________）

胸膜摩擦音：□无　□有

检查者签名：

日期：

目标检测

目标检测答案

一、选择题

1.前胸壁计数肋骨的重要标志是（　　）

A.胸骨上窝　　B.胸骨角

C.胸骨柄　　D.剑突

E.胸骨下角

2.胸廓饱满，前后径约与左右径相等，肋间隙增宽，称为（　　）

A.鸡胸　　B.扁平胸

C.漏斗胸　　D.桶状胸

E.胸廓膨隆

3.语颤增强可见于（　　）

A.支气管炎　　B.肺气肿

C.胸腔积液　　D.肺炎

E.胸膜增厚

4.正常人肺部叩诊音是（　　）

A.清音　　B.实音

C.鼓音　　D.过清音

E.浊音

5.表现严重吸气性呼吸困难的最重要的体征是（　　）

A.明显发绀　　B.呼吸深快

C.鼻翼扇动　　D.闻及哮鸣音

E.可见“三凹征”

6.吸气较呼气时间长，音调高，似吹风样的呼吸音是（　　）

A.支气管呼吸音　　B.肺泡呼吸音

C.混合性呼吸音　　D.捻发音

E.哮鸣音

7.病理性支气管呼吸音见于（　　）

A.支气管扩张　　B.肺不张

C.支气管哮喘　　D.自发性气胸

E.肺气肿

8.细小支气管内有稀薄的分泌物，气流通过所产生的音响称（　　）

A.大水泡音　　B.中水泡音

C.小水泡音　　D.哨笛音

E.鼾音

9.符合湿啰音特点的是（　　）

A.断续而短暂　　B.可与中小水泡音共存

C.呼气时更明显　　D.易变性小

E.分布特点常与病因有关

10.听到胸膜摩擦音可见于（　　）

A.自发性气胸　　B.胸膜粘连

C.胸腔积液　　D.心包炎

E.干性胸膜炎

二、填空题

1. 大叶性肺炎病变处语颤________，叩诊________，听诊________、________。

2. 正常人胸廓前后径与横径之比常为________。

3. 在正常胸部不同的部位可听到________、________和________三种呼吸音。

三、名词解释

1. 桶状胸

2. 啰音

3. 哨笛音

四、问答题

1. 试述管样呼吸音的含义及其临床意义。

2. 简述干性啰音的发生机制和特点。

3. 气胸患者的胸部体征有哪些？

4. 简述肺实变体征。

5. 简述阻塞性肺气肿体征。

五、综合分析题

患者，男，28岁，汉族，电工。突起畏寒、高热3天，咳嗽、咳铁锈色痰1天入院。患者3天前淋雨受凉后，突起畏寒、高热，测体温最高达39℃，最低为37.7℃，自认为“感冒”，服用利巴韦林后无好转，第3天出现咳嗽、咳铁锈色痰。到医院就医，化验血常规：WBC 20.3×10^9/L，N83%，L17%。胸片检查显示：左下肺大片致密阴影。

请问：

1. 该患者最可能的诊断是什么，需要与哪些疾病鉴别？

2. 肺部体格检查时可发现哪些体征？

书网融合……

2.肺下界扣诊

实训四
心脏和血管评估

【实训目的】

1.能熟练按顺序对患者进行心脏的视、触、叩、听检查和周围血管的检查，并规范地记录。

2.学会心脏视诊、触诊的方法，并准确地确定心尖搏动的有关情况；学会心界叩诊方法并准确地定出心脏相对浊音界。

3.指出心脏各瓣膜听诊区，辨别第一心音和第二心音，并说出心脏听诊内容。

4.学会周围血管征的检查方法。

5.具有尊重、关爱患者且保护患者隐私的意识，具有医疗安全、护患交流、团队合作的职业意识及认真负责的职业态度。

【情景导入】

案例：患者，女，38岁。幼年起反复周身关节游走性疼痛，3年前开始出现劳力性呼吸困难。曾去某医院治疗，诊断为“风湿性心脏瓣膜病，心力衰竭”，经治疗后症状好转。近1周患者在无明显诱因下出现心慌、气短，在当地医院行心电图检查提示：心房颤动。

讨论：1.患者入院时，护士应如何给患者进行身体评估?

2.该患者可能出现哪些阳性体征?

【用物准备】

听诊器、记号笔、直尺。

【实训内容】

一、心脏检查

（一）视诊

心前区有否隆起，心尖搏动的位置、范围、强弱，心前区其他部位有无搏动等。

（二）触诊

通常检查震颤用手掌尺侧，检查心尖搏动用2~4指指腹触诊（图4–1）。

1.心尖搏动　位置、强弱、范围。

2.震颤（猫喘）　要求各瓣膜区及胸骨左缘第3、4肋间都要全面触诊。注意震颤出现的部位、时间。

3.心包摩擦感　一般于胸骨左缘第4肋间较易触到。微课3

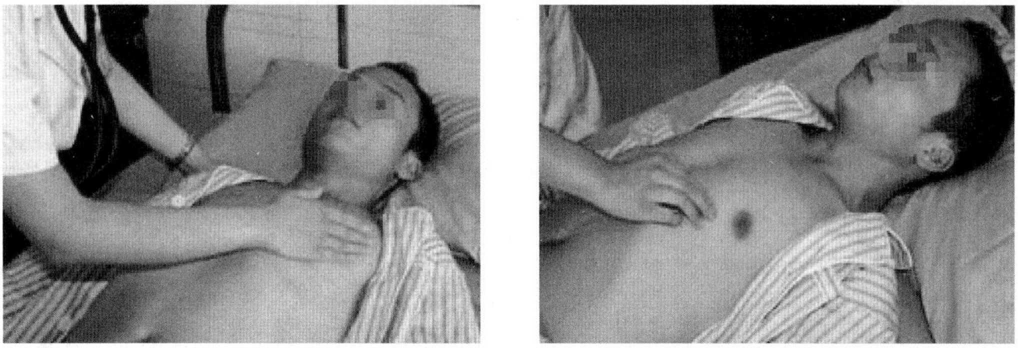

图 4-1　心脏触诊手法示意图

（三）叩诊

1.叩诊内容　心脏相对浊音界，即从清音变为浊音处，它反映心脏的实际大小和形状。

2.叩诊手法与采取的体位　间接叩诊法，患者卧位时，检查者立于患者右侧，左手叩诊板指与心缘垂直（即与肋间平行）；患者坐位时，检查者对面而坐，左手叩诊板指与心缘平行（即与肋间垂直）。叩诊用力要均匀适中。

3.叩诊顺序　自下而上，从外向内，先左界后右界。叩左界时自心尖搏动所在的肋间开始（一般为左侧第5肋间隙），从心尖搏动外2~3cm处由外向内叩诊，移动叩诊板指，当叩诊音从清音变为浊音时，即可用记号笔做出标记，此处应为心脏在该肋间的边界，以此方法依次叩诊到第2肋间为止；叩右界时，先沿右锁骨中线自上而下将肝相对浊音界叩出，后自肝上界的上1肋间（通常为第4肋间）开始，由外向内依次进行叩诊，按肋间上移至第2肋间为止。分别测量各肋间标记点至前正中线的距离，做好记录。正常成人心脏相对浊音界与前正中线的距离见表4-1。微课4

表 4-1　正常成人心脏相对浊音界与前正中线的距离

右界（cm）	肋间	左界（cm）
2~3	Ⅱ	2~3
2~3	Ⅲ	3.5~4.5
3~4	Ⅳ	5~6
	Ⅴ	7~9

（四）听诊

被检查者取坐位或仰卧位，必要时改变体位进行听诊。

1.听诊部位和顺序

（1）二尖瓣区　在心尖部，即左侧第5肋间锁骨中线稍内侧。

（2）主动脉瓣第一听诊区　胸骨右缘第2肋间。

（3）主动脉瓣第二诊听区　胸骨左缘第3肋间。

（4）肺动脉瓣区　胸骨左缘第2肋间。

（5）三尖瓣区　胸骨体下端左缘，即胸骨左缘第4、5肋间（图4-2）。

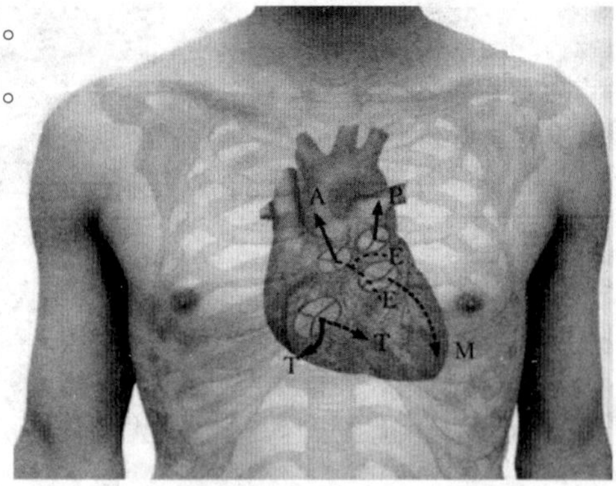

图4-2　心脏瓣膜解剖部位与瓣膜听诊区位置

心脏听诊顺序：二尖瓣区→肺动脉瓣区→主动脉瓣第一听诊区→主动脉瓣第二听诊区→三尖瓣区。

2.听诊内容　心率、心律、心音、额外心音、杂音、心包摩擦音（计心率不少于1分钟）。

二、血管检查

（一）周围血管征

1.水冲脉　将患者手臂抬高过头时触诊桡动脉，脉搏骤起骤落，急促而有力称水冲脉。

2.枪击音和杜氏双重音　将听诊器胸件放于肱动脉或股动脉处，听到与心跳一致的"嗒—嗒—嗒"音称为枪击音，如再稍加压力，则可听到收缩期与舒张期双期吹风样杂音，称为杜氏（Duroziez）双重音。

3.毛细血管搏动征　用手指轻压患者甲床末端或以清洁玻片轻压其口唇黏膜，使局部变白，如见到红白交替的微血管搏动现象即为毛细血管搏动征。

【实训方法】

1.先以一名正常人为被评估者，教师示教心脏和周围血管的基本评估方法。教师边示教边复习课堂讲授内容，同时说明操作要领。

2.教师示教完毕，学生可5~6人组合，选其中1位同学为被评估者，进行互相评估，期间教师根据学生操作情况给予相应指导。

3.实训结束后，记录本次实验课评估结果，填写实训报告。

【注意事项】

1.应在光线、温度适宜的环境中进行心脏的检查。

2.女性患者应注意遮挡保护，避免引起患者尴尬不适，造成检查结果的偏差。

3.听诊心脏及血管时，应保持室内安静，避免将环境杂音误听为心脏或血管杂音。

【实训报告】

实训报告

1. 视诊

心前区外形：□平坦　□饱满　□隆起

心尖搏动位置：□正常　□改变（描述________）

心尖搏动强度：□正常　□增强　□减弱（描述________）

心前区其他搏动：□无　□有________

2. 触诊

心前区震颤：□无　□有________

3. 叩诊

心浊音界：左锁骨中线距离前正中线________cm

表 4-2　检查表 / 记录表

右界（cm）	肋间	左界（cm）
	Ⅱ	
	Ⅲ	
	Ⅳ	
	Ⅴ	

4. 听诊

心率：____次 / 分

心律：□整齐　□不整（描述________）

心音：□正常　□改变（描述________）

额外心音：□无　□有（描述________）

杂音：□无　□有（描述________）

心包摩擦音：□无　□有（描述________）

5. 周围血管

颈静脉回流征：□阴性　□阳性

毛细血管搏动征：□阴性　□阳性

枪击音：□无　□有（部位________）

Duroziez 双重杂音：□无　□有（部位________）

6. 脉搏波

□正常　□水冲脉　□交替脉　□奇脉　□重搏脉　□短绌脉

7. 血管杂音

无□　有□（部位________）

检查者签名：

日期：

目标检测

目标检测答案

一、选择题

1. 检查心脏震颤的方法是通过（　　）

A. 听诊　　B. 触诊

C. 视诊　　D. 心电图检查

E. 超声检查

2. 梨形心脏的特点是（　　）

A. 心浊音界向左下扩大　　B. 心浊音单界向左扩大

C. 心腰饱满或膨出　　D. 心腰部呈钝角

E. 心浊音界向两侧扩大

3. 关于心脏震颤，下列哪项提法中正确的是（　　）

A. 正常人可触到轻微的心脏震颤

B. 震颤强弱与瓣膜狭窄程度无关

C. 心脏震颤与杂音产生的本质根本不同

D. 二尖瓣狭窄出现收缩期震颤

E. 触到心脏震颤示心脏器质性病变

4. 关于心脏杂音的提法正确的是（　　）

A. 心脏杂音见于器质性心脏病

B. 舒张期杂音为病理性杂音

C. 2级收缩期杂音为功能性杂音

D. 收缩期和舒张期杂音同时存在才有病理意义

E. 正常儿童亦可有连续性杂音

5. 心脏生理性杂音的特点是（　　）

A. 持续时间较长

B. 与体位无关

C. 性质粗糙并有传导
D. 大多为2级以下的舒张期杂音
E. 部位局限，大多在心尖部或肺动脉瓣区

6. 心脏听诊时闻及每两个正常心脏搏动后出现1次过早搏动称为（ ）
A. 二联律 B. 三联律
C. 三音律 D. 奔马律
E. 偶发早搏

7. 周围血管征见于（ ）
A. 主动脉瓣关闭不全 B. 主动脉瓣狭窄
C. 肺动脉瓣狭窄 D. 贫血
E. 发热

8. 主动脉瓣第一听诊区在（ ）
A. 左锁骨中线内侧第五肋间隙处
B. 胸骨右缘第二肋间处
C. 胸骨左缘第二肋间处
D. 胸骨左缘第三至四肋间处
E. 胸骨体下端左缘第四至五肋间处

9. 听诊时于心尖部可闻及舒张期隆隆样杂音为（ ）
A. 二尖瓣狭窄
B. 二尖瓣关闭不全
C. 主动脉瓣狭窄
D. 主动脉瓣关闭不全
E. 三尖瓣关闭不全

10. 左心室增大时，其心尖搏动的位置（ ）
A. 向左移位 B. 向右移位
C. 向左下移位 D. 向左上移位
E. 向下移位

二、填空题

1. 心音按其在心动周期中出现的先后次序，依次命名为________、________、________、________。

2. 心脏触诊触及震颤是________疾病的特征性体征之一。

3. 心脏听诊内容包括________、________、________、________、杂音和心包摩擦音。

4.成人窦性心律的频率低于________称为窦性心动过缓；超过________为窦性心动过速。

三、名词解释

1.心脏震颤

2.奔马律

3.期前收缩

4.短绌脉

四、问答题

1.简述心房颤动的听诊特点。

2.心脏瓣膜听诊区有哪些?

3.心脏听诊的基本顺序是什么?

五、综合分析题

患者，女，66岁，“反复头晕、头痛13年”，诊断为原发性高血压病，血压波动在180/100~145/90mmHg，未给予系统治疗。近2年常于活动后出现心悸、气促，休息可缓解，今到医院门诊就诊，测血压165/95mmHg，做超声心动图检查显示左心室肥厚扩大。

请问：对该患者进行心脏评估时，可有哪些阳性体征？

书网融合……

3.心脏触诊　　4.心脏叩诊

实训五　腹部评估

【实训目的】

1. 指出腹部体表标志。
2. 划出腹部的九分区并说出各分区的主要脏器。
3. 应用视、触、叩、听诊方法对腹部进行全面、细致的检查并记录检查结果。

【情景导入】

案例：患者，张某，男，60岁，退休工人。患者于8年前反复出现腹胀伴乏力，诊断为“肝炎后肝硬化失代偿期”，予以保肝、抗病毒等治疗后症状改善。近5年来多次因“上消化道出血”住院治疗。近2周患者因熬夜看球、饮食不规律，上述症状加重，精神状态欠佳。今为进一步诊治入住我院消化内科。

讨论：1. 护士应如何给患者进行身体评估？

2. 该患者可能出现哪些阳性体征？

【用物准备】

直尺、软尺、笔、听诊器。

【实训内容】

一、腹部体表标志

1. 前面标志 剑突、肋弓下缘、脐、腹直肌外缘、腹股沟韧带、髂前上棘。

2. 背后标志 第12肋、肋脊角、肋腰角（图5–1）。

二、腹部九分区法

通过两侧第10肋骨下缘和两侧髂前上棘各划一条水平线，再在两侧髂前上棘至前正中线的水平线的中点，各作一条垂直线，如此便将腹部划分为九个区域：左上腹部、左侧腹部、左下腹部、上腹部、中腹部、下腹部、右上腹部、右侧腹部、右下腹部（图5–2）。

三、视诊

（一）腹部外形

患者取仰卧位解开衣服，充分暴露全腹，医生站在患者右边，保持视线与患者腹部在同一平面上进行观察，从前方和侧面采取几个不同角度仔细观察有无膨隆或凹陷。全腹膨隆时，应定时测量其腹围，以观察其演变情况。测量方法：让患者平卧，用一软尺经脐和第3腰椎棘突，绕腹一周，测得其周长即为腹围，以厘米（cm）计算。

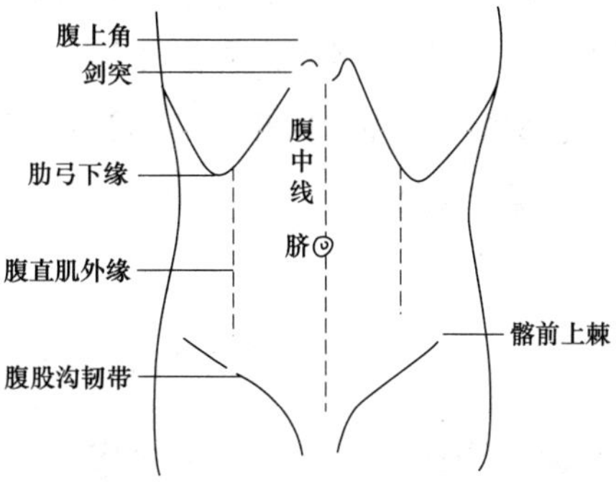

图 5-1　腹部体表标志示意图

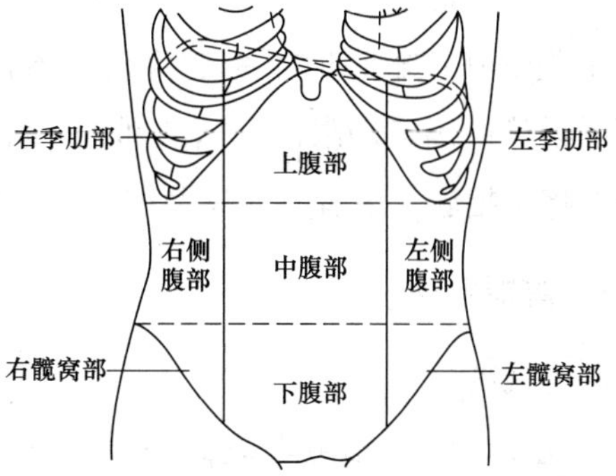

图 5-2　腹部体表分区（九分区法）

（二）呼吸运动

正常男性及儿童以腹式呼吸为主，女性以胸式呼吸为主。

（三）腹壁静脉

当腹壁静脉曲张时，需用下述方法判断血流方向（图5-3）。

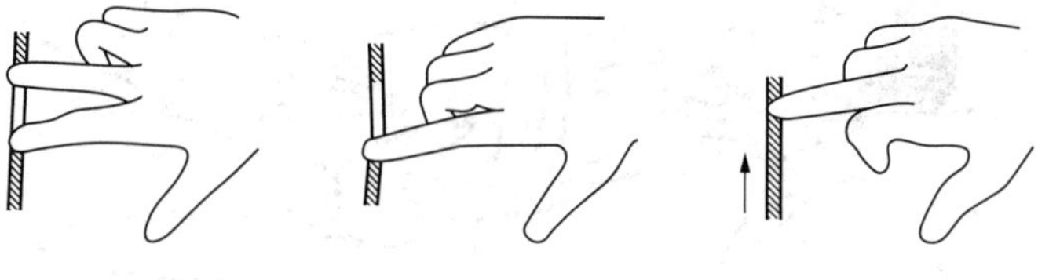

图 5-3　静脉血流方向检查手法示意图

1.医生用并拢的中、示两指紧压在曲张静脉上，然后两手指沿着静脉紧压向两个相反方向移动，使两指间静脉血液排空（图5-3a）。

2.放松中指，静脉不充盈，说明血流方向是由示指端向中指端；反之，若静脉充盈，说明是从中指端向示指端（图5-3b）。

3.若重复1.的做法，然后放松示指，静脉充盈快，说明血流是从示指端流向中指端（图5-3c）。微课5

四、触诊

患者取仰卧位，两手平放于躯干两侧，两腿屈起并稍分开，张口缓缓作腹式呼吸。

（一）腹壁紧张度

板状腹：见于急性弥漫性腹膜炎。

（二）压痛及反跳痛

正常腹部在浅触诊时不引起疼痛。若按压由浅入深发生疼痛，称为压痛。必要时用单手深插触诊以确定局限性压痛的部位。若触诊腹部出现压痛，医生紧压该疼痛区数秒钟后，突然将手抬起，患者腹痛反而加剧，表情痛苦，称为反跳痛。

（三）脏器触诊

1.肝脏触诊

（1）触诊方法　嘱患者取仰卧位，双腿屈曲使腹壁松弛，张口做深而均匀的腹式呼吸。双手触诊法：医生用左手的四指并拢置于患者右腰部后方，左拇指固定于肋弓缘，从后方托起肝脏，右手平放于右侧腹部，腕关节自然伸直，手指并拢，使示指的桡缘对着季肋缘。一般自脐水平开始向上触摸，患者呼气时，右手向下向前逐渐加力触探；吸气时，右手随腹壁慢慢浮起（手仍要紧贴腹壁），向肋缘方向自下而上触摸。若肝肿大时，可感到肝下缘在指端一滑而过。先查肝右叶后查左叶。当触及肝脏时须注意记录其大小、硬度、表面及边缘情况、有无压痛等（图5-4）。微课6

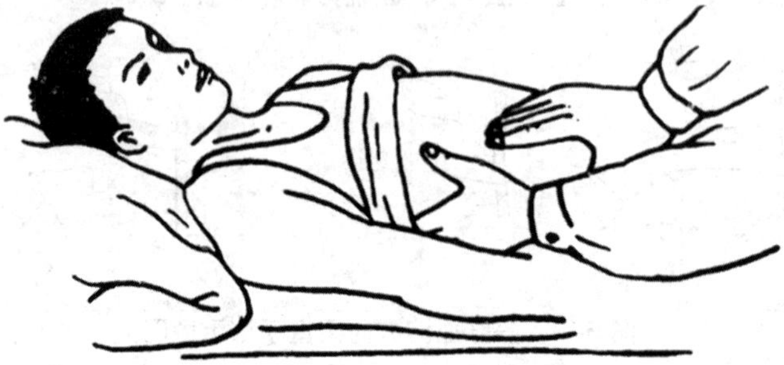

图5-4　肝脏双手触诊示意图

（2）肝肿大记录法　在平静呼吸时，记录右锁骨中线与肋弓交界处垂直至肝下缘的距离；肝左叶的测量是以左右两侧肋弓缘在前正中线相交处（腹上角顶端）至肝下缘的距离，以厘米（cm）表示。

2.胆囊触诊

（1）触诊方法　用单手滑行触诊法或钩指触诊法进行，要领与肝脏触诊相同，患者取仰卧位，医生左手平置于患者的右腰背部，右手指并拢放在右腹直肌外缘与肋弓的交界处进行深部双手触诊。正常人胆囊不能触及，如为肿大的胆囊则呈卵圆形或梨形，可随呼吸上下移动。

（2）胆囊触痛征（墨菲征）　医生以左手掌平放于患者右肋缘以上部位，大拇指放在腹直肌外缘与肋弓交界处（即胆囊点），其余四指与肋骨垂直交叉。大拇指指腹勾压于胆囊点处，然后嘱患者做深吸气。若深吸气时，肿大的胆囊碰及正在加压的大拇指，患者因疼痛而突然屏气，则称墨菲（Murphy）征阳性。如果只有压痛而无吸气动作中断或停止，不能称墨菲征阳性，只称胆囊压痛（图5-5）。

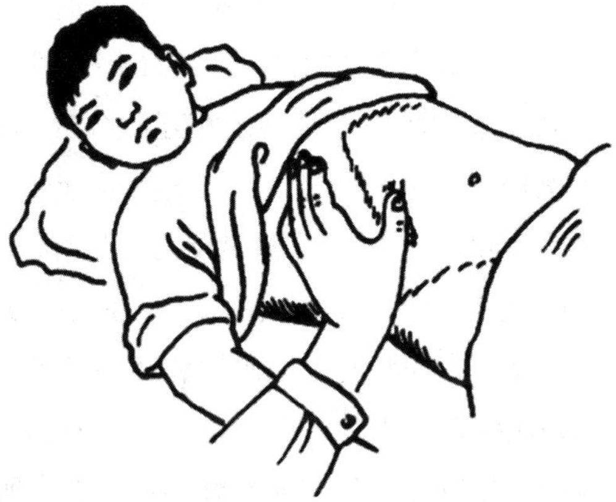

图5-5　Murphy征检查

3. 脾脏触诊

（1）触诊方法　患者取仰卧位，两腿屈曲使腹壁松弛。医生左手自患者前方绕过，手掌置于其左胸下部第9~11肋处，将脾脏从后向前托起。右手掌平放于下腹部，与肋弓成垂直方向，以稍微弯曲的手指末端轻轻压向腹部深处，并随患者的腹式呼吸运动触诊，逐渐由下而上接近左肋弓。若脾肿大时右手指端可触及脾脏边缘。轻度肿大时，仰卧位常不易触及，可嘱患者右侧卧位，右下肢伸直，左下肢屈曲，进行双手触诊。若触及肿大的脾脏时应注意其大小、质地、触痛、表面及切迹情况（图5-6）。

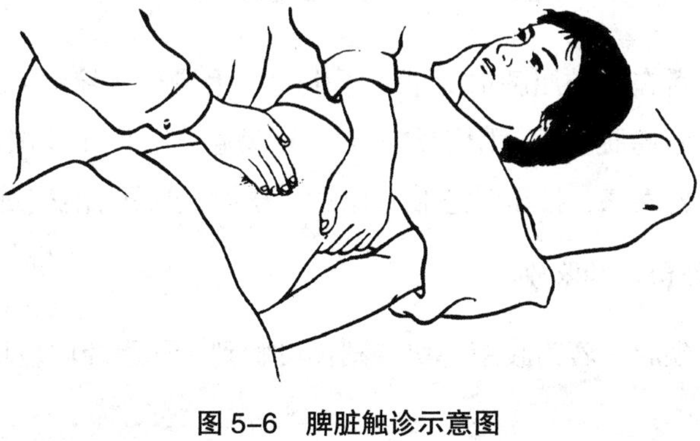

图5-6　脾脏触诊示意图

（2）脾肿大的测量　要求测量三条线的长度，以厘米表示。Ⅰ线又称甲乙线：左锁骨中线上自肋弓至脾脏下缘的距离；Ⅱ线又名甲丙线：左锁骨中线与左肋弓缘交点到最远端脾尖的距离；Ⅲ线又名丁戊线：脾脏右缘到前正中线的距离。超过正中线时以“+”表示，未到正中线以“-”表示。临床记录中，常将脾肿大分为：轻度，深吸气时，脾大在肋缘下不超过2cm；中度，脾肿大超过2cm至脐水平线以上；高度，超过脐水平线或前正中线者，即巨脾。脾脏高度肿大时，临床上应加测第Ⅱ、第Ⅲ线（图5-7）。

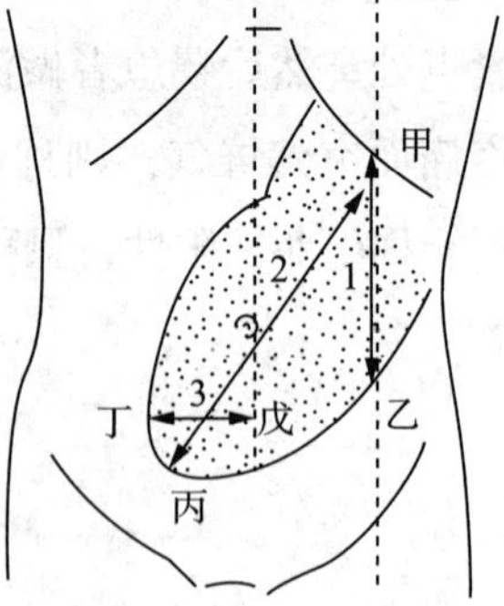

图5-7　脾肿大测量法

4. 肾脏触诊　双手触诊法：患者取仰卧位，双下肢屈曲，医生左手掌托住患者后腰部，右手掌平放在患者右上腹部，手指方向大致平行于右肋缘，随患者的呼吸运动两手相互配合触诊。在患者呼气时，右手逐渐向下深入压向后腹壁，左手向上托。若两手已相近而尚未触及肾脏，则嘱患者做深吸气，此时肾脏下降与右手指相遇，即可触知肾脏下极的情况。正常人一般不易触及肾脏。若被触及，要注意其大小、形状、硬度、表面状态、敏感性和移动度等。当肾和尿路有炎症或其他病变时，可在一些部位出现压痛点：①季肋点，在第10肋骨前端；②上输尿管点，在腹直肌外缘平脐水平线上；③中输尿管点，为髂前上棘连线与腹直肌外缘的相交点；④肋脊点，脊柱与第十二肋骨下缘所成角的顶点；⑤肋腰点，第12肋骨与腰肌外缘的交角顶点（图5-8）。微课7

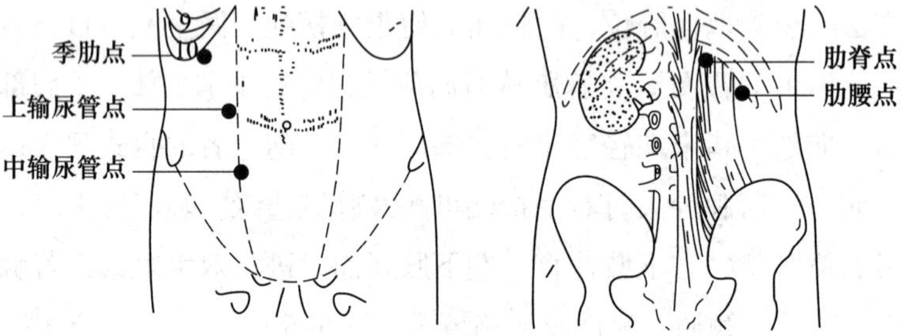

图5-8　肾脏疾病压痛点示意图

5. 膀胱触诊　患者在仰卧屈膝情况下，医生用单手滑行触诊法，以右手自脐开始向耻骨联合方向触摸。正常膀胱空虚时隐于盆腔内，不易触到。由于积尿所致增大的膀胱呈扁圆形或圆形，触之有囊性感，按压时憋胀有尿意，排尿或导尿后缩小或消失。

（四）腹壁与腹腔包块的鉴别

让患者由仰卧位坐起，若为腹壁肿块，则仍可触到，而腹腔内包块往往不能触及。

五、叩诊

腹部叩诊一般采用间接叩诊法。正常腹部叩诊为鼓音。当肝脾或其他脏器极度肿大、腹腔内肿瘤和大量腹水时，鼓音范围缩小，病变部位可出现浊音或实音。

（一）肝脏叩诊

1.肝上界　患者取仰卧位，医生将左手中指沿右锁骨中线平行放在第二肋间隙，从上而下逐个肋间进行叩诊，当从清音变为浊音时即为肝上界又称肝相对浊音界。正常肝上界在右锁骨中线上第五肋间。

2.肝脏叩击痛　医生将左手掌平置于患者的肝区，用右手握拳轻叩左手手背。如患者感到疼痛或有疼痛表情，即有叩击痛。微课8

（二）脾脏叩诊

1.脾脏浊音界叩诊　患者取坐位或右侧卧位，医生沿左腋中线由上而下进行叩诊。当清音变为浊音时即为脾上界，正常时在左腋中线第9~11肋间叩到脾浊音，其宽度为4~7cm，前方不超过腋前线。

2.脾脏叩击痛　医生将左手掌平置于患者的脾区，用右手握拳轻叩左手背，若患者感到疼痛即有叩击痛。

（三）移动性浊音

患者仰卧位，医生自腹中部脐水平面开始向患者左侧叩诊，发现浊音时，板指固定不动（图5-9a）；嘱患者右侧卧，再度叩诊，如呈鼓音，表明浊音移动（图5-9b）。同样方法向右侧叩诊，叩得浊音后嘱患者左侧卧，以核实浊音是否移动。这种因体位不同而出现浊音区变动的现象，称移动性浊音。这是发现有无腹腔积液的重要检查方法。当腹腔内游离腹水在1000ml以上时，即可查出移动性浊音。微课9

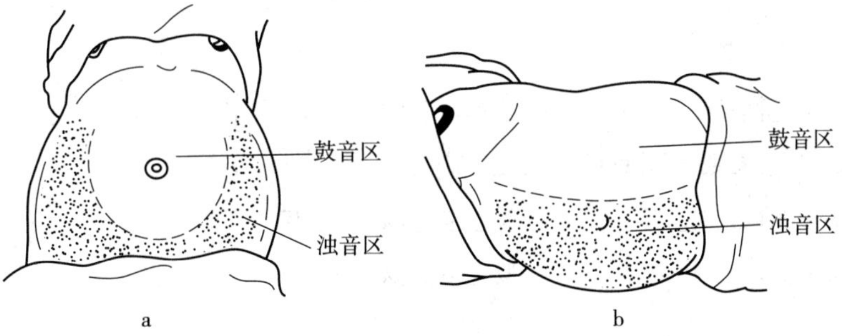

图5-9　移动性浊音示意图

（四）肾脏叩击痛

嘱患者取坐位或侧卧位或站立位。医生用左手掌平放在患者的肾区（即肋脊角处），右手握拳轻叩击左手背，观察患者是否感到疼痛。正常肾区无叩击痛。微课10

六、听诊

1.肠鸣音 医生将听诊器胸件置于患者腹壁上听诊肠蠕动音。一般以脐周最明显，听诊时间一般至少1分钟。并逐区检查，进行比较，须注意是否亢进、减弱或消失。

2.振水音 患者取仰卧位，医生将耳凑近患者上腹部，然后用并拢的手指连续迅速地冲击患者上腹部。若听到胃内气体和液体相撞击而发出的声音，即为振水音。

3.血管杂音 正常腹部无血管音。腹部血管杂音对诊断某些疾病有一定作用，因此听诊中不应忽视。血管杂音有动脉性和静脉性杂音。

【实训方法】

1.先以一名正常人为被评估者，教师示教腹部检查的基本评估方法。教师边示教边复习课堂讲授内容，同时说明操作要领。

2.教师示教完毕，学生2人一组进行互相评估，期间教师根据学生操作情况做指导。

3.实训结束后按护理病历书写格式，记录本次实验课评估结果。

【注意事项】

1.光线要适宜，环境温暖安静。

2.视诊时尽量缩短暴露时间，光线要充足，从不同角度，按一定顺序进行系统、全面的观察。触诊时手要温暖，听诊时听诊器要焐热。

【实训报告】

实训报告

1.视诊

腹部外形：□平坦　□饱满　□隆起　□低平　□凹陷

腹壁静脉：□未见　□曲张（描述　　　　　　　　　）

胃蠕动波：□无　□有　　　　胃型：□无　□有

肠蠕动波：□无　□有　　　　肠型：□无　□有

2.触诊

腹壁紧张度：□软　□紧张（□板状腹　□揉面感）□松弛

压痛：□无　□有（部位　　　　　　　　　）

反跳痛：□无　□有（部位　　　　　　　　　）

肝脏：□未触及　□触及　大小：肋下　　　　cm剑突下

质地：□软　□韧　□硬　□囊性

表面：□光滑 □结节 □肿块

边缘：□锐 □钝

压痛：□无 □有（□弥漫性 □局限性）

搏动：□无 □有

胆囊：□未触及 □触及

胆囊触痛征（Murphy征）：□阴性 □阳性

脾脏：□未触及 □触及（□轻度肿大 □中度肿大 □重度肿大

质地：□软 □韧 □硬）

膀胱：□未触及 □触及 □尿潴留

3.叩诊

肝浊音界：□正常 □扩大 □缩小 □消失 □上移 □下移

移动性浊音：□阴性 □阳性

肝区叩痛：□阴性 □阳性

4.听诊

肠鸣音：□正常 □活跃 □亢进 □减弱 □消失

振水音：□阴性 □阳性

血管杂音：□无 □有（描述 ）

检查者签名：

日期：

目标检测

目标检测答案

一、单项选择题

1.腹部检查的下列各项中，错误的是（ ）

A.振水音见于幽门梗阻　　B.肋下扪及肝脏提示肝肿大

C.正常人不能扪及脾脏　　D.肠鸣音消失可见于急性腹膜炎

E.正常人不能扪及肾脏

2.腹部触诊内容不包括（ ）

A.压痛及反跳痛　　B.胆囊触痛

C.肌紧张度　　D.移动性浊音

E.麦氏点压痛

3.下列各种情况中，不会出现振水音的是（　　）

A.正常人餐后6小时

B.幽门梗阻

C.正常人大量饮水

D.胃扩张

E.正常人餐后半小时

4.腹部检查方法以（　　）最为重要

A.视诊

B.触诊

C.听诊

D.叩诊

E.嗅诊

5.上腹部出现明显胃蠕动波，常见于（　　）

A.急性胃炎

B.幽门梗阻

C.胃癌

D.溃疡病

E.慢性胃炎

6.腹部揉面感最多见于（　　）

A.胃穿孔

B.腹腔内出血

C.急性弥漫性腹膜炎

D.结核性腹膜炎

E.慢性胃炎

7.叩诊移动性浊音阳性时，游离腹水量至少需达（　　）

A. 300ml

B. 500ml

C. 800ml

D. 1000ml

E. 600ml

8.肝触诊最常用的触诊法是（　　）

A.浅部触诊法

B.钩指触诊法

C.单手触诊法

D.冲击触诊法

E.双手触诊法

9.下列各种情况中出现肝浊音界消失的是（　　）

A.气胸

B.暴发性肝衰竭

C.急性胃肠穿孔

D.肝癌

E.胃炎

10.板状腹见于（　　）

A.结核性腹膜炎

B.胃肠穿孔

C.癌性腹膜炎

D.急性胰腺炎

E.大量腹水

二、填空题

1.正常肠鸣音大约____次/分，肠鸣音活跃时达____次/分以上。

2.腹部触到异常包块时，需描述：________，________，________，________，________，________，________，________

3.脾轻度肿大是指________，中度肿大是指________，重度肿大是指________。

4.腹膜刺激三联征是指：________，________，________。

三、名词解释

1.移动性浊音

2.反跳痛

3.胆囊触痛征

四、问答题

1.如何鉴别腹水与巨大卵巢囊肿?

2.简述肝硬化的体征。

五、综合分析题

患者，男，30岁。反复上腹痛10余年，加重并上腹剧痛4小时，近10日每半夜出现上腹痛，昨夜12点突发出现持续性上腹剧痛。查体：急性面容，面色苍白，出冷汗，仰卧位，两下肢屈曲，脉细速，腹壁强直，全腹明显压痛，反跳痛阳性，可叩出移动性浊音，肝浊音界消失，肠鸣音消失。初步诊断为十二指肠球部溃疡并穿孔，急性弥漫性腹膜炎。

请问：

1.该患者采取了什么体位，为何要采取该体位？

2.病例中哪些体征有助于急性弥漫性腹膜炎的诊断？

书网融合……

5.腹壁静脉曲张血流方向检查　6.肝区双手触诊　7.肾脏触诊　8.肝区叩击痛　9.移动性浊音叩诊　10.肾脏叩击痛

实训六
脊柱四肢及神经反射检查

【实训目的】

1.学会脊柱及四肢的检查方法。

2.运用正确的方法，进行生理反射检查。

3.运用正确的方法，进行病理反射检查和脑膜刺激征检查，并学会判断检查结果。

4.具有尊重、关爱患者以及保护患者隐私的意识，具有医疗安全、护患交流、团队合作的职业意识及认真负责的职业态度。

【情景导入】

案例：患者，男，68岁，因“左侧肢体活动障碍伴意识障碍3小时”入院。患者吸烟45年，既往糖尿病病史8年，春节回家与家人聚餐，情绪激动时，突然跌倒，意识障碍，呼吸变深成鼾音。颈强直，左侧肢体活动障碍，可见肌肉轻微收缩，但不能产生动作。头部CT示右侧基底节区高密度阴影。

讨论：1.护士应该如何给患者进行身体评估？

2.该患者的肌力为几级？意识障碍属于哪种类型？该患者评估时还可能发现哪些阳性体征？

【用物准备】

笔式手电筒、棉签、竹签、叩诊锤。

【实训内容】

一、脊柱检查

（一）视诊

1.脊柱弯曲度 被检查者，取站立位或坐位，两臂下垂，从背部观察两侧是否对称，脊柱有无弯曲及畸形。用手指沿着脊柱棘突，以适当压力由上而下划压后，皮肤即出现一条红色充血痕，以此来观察脊柱有否侧弯。

2.脊柱活动度 嘱被检查者做前屈、后仰、侧弯及左右旋转等动作，观察其活动度是否受限。

（二）触诊

嘱被检查者取端坐位，身体稍前倾，评估者以右手拇指从颈椎开始自上而下逐个按压脊椎棘突及椎旁肌肉，观察有无压痛，正常人无压痛。

（三）叩诊

1. 直接叩诊法　检查者用叩诊锤或手指从颈椎开始自上而下逐个叩击脊椎棘突。

2. 间接叩诊法　嘱被检查者取端坐位，检查者用左手掌面放在被检查者的头顶。右手握拳以小鱼际肌部位叩击左手手背。观察被检查者有无疼痛，正常人脊椎无叩击痛。

二、四肢检查

（一）视诊

嘱被检查者将四肢暴露，观察四肢有无畸形；两侧是否对称；肌肉有无萎缩；指甲有无异常；大小关节有无畸形、肥大、红肿等；了解四肢大小关节活动程度，可嘱被检查者做屈伸、外展或内收等运动。注意有无下肢静脉曲张及水肿。

（二）浮髌试验检查方法

医生用左手的拇指和其余手指分别固定在肿胀关节的下方两侧（目的是使关节腔内液体不致由于向周围流动而影响浮力）。然后用右手示指将髌骨连续向后方按压数次，压下时有髌骨与关节面的碰触感，松开时有髌骨浮起感，即为浮髌试验阳性（图6-1）。

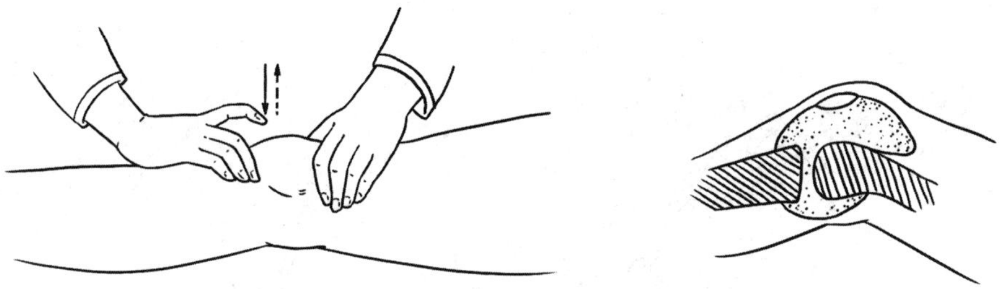

图 6-1　浮髌试验

三、生理神经反射检查

（一）浅反射

1. 角膜反射　嘱被检查者向内上方注视，检查者用细棉絮由角膜外缘轻触角膜，注意不要触及眼睫毛，被刺激一侧的眼睑立即闭合，称直接角膜反射，同时另一侧眼睑亦闭合，称间接角膜反射。

2. 腹壁反射　嘱被检查者取仰卧位，稍屈双下肢让腹壁放松，然后用钝头竹签按上、中、下三个部位轻划腹壁皮肤：上部沿左右肋弓方向从外向内上划；中部沿脐水平线从外向内划；下部沿腹股沟韧带方向从外上向内下划。正常时可引起腹壁肌肉收缩。检查时应注意两侧对比，观察有无减弱或消失（图6–2）。

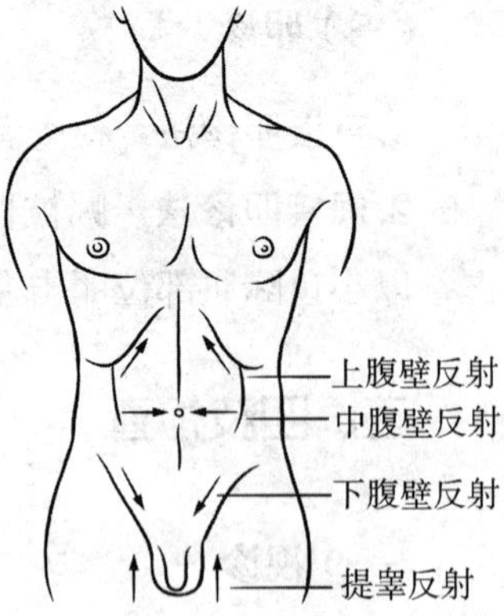

图 6–2　腹壁反射

3. 跖反射　嘱被检查者仰卧，下肢伸直，检查者手持被检查者踝部，用钝头竹签划足底外侧，由后向前至小趾跖关节处转向内侧，正常反应为足跖屈曲。

（二）深反射

1. 肱二头肌反射　嘱被检查者取坐位，检查者以左手托扶被检查者屈曲的肘部，并将拇指轻压于肱二头肌肌腱上，然后以叩诊锤叩诊拇指，正常反应为肱二头肌收缩，前臂快速屈曲。患者也可取卧位，前臂半屈，手置于腹部，检查者以左手的中指或拇指轻压于肱二头肌肌腱上，然后以叩诊锤叩击该指，正常反应同上述（图6–3）。

2. 肱三头肌反射　卧位检查时，被检查者前臂半屈，手置于腹部，上臂稍外展，检查者左手稍抬起被检查者肘部，然后叩击尺骨鹰嘴突上方三头肌肌腱头附着处，正常时可见肱三头肌收缩，前臂伸展。坐位检查时，被检查者上臂稍外展，前臂及上臂半屈成90°，检查者以左手托住其肘部内侧，然后进行叩击，部位及反应同上述（图6–4）。

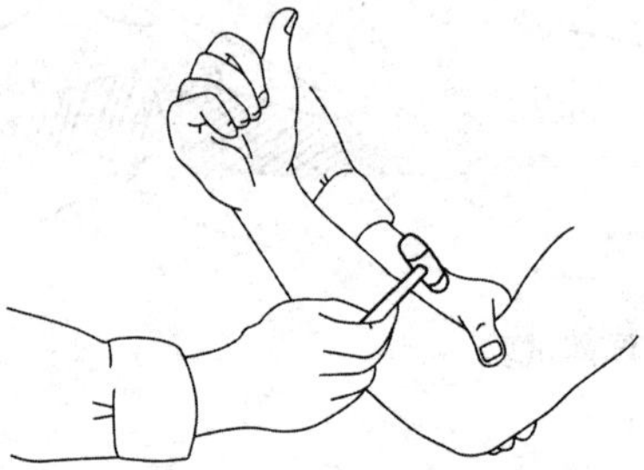
图 6–3　肱二头肌反射

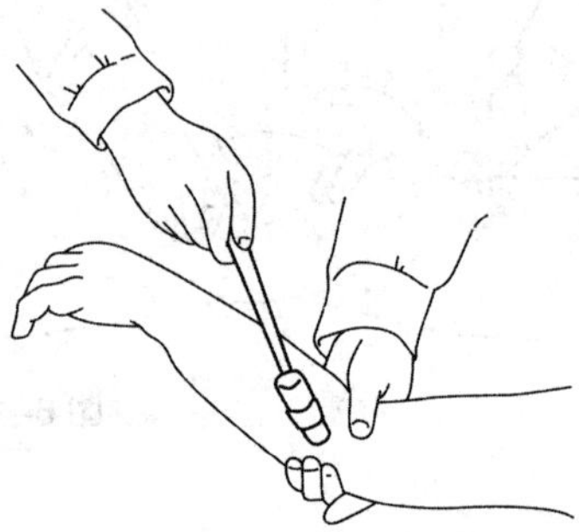
图 6–4　肱三头肌反射

3. 膝腱反射　坐位检查时，嘱被检查者坐于床沿，双小腿自然悬垂；卧位时，检查者用左手在被检查者腘窝处托起两下肢，使髋、膝关节稍屈；右手持叩诊锤轻叩髌骨下方的股四头肌腱，正常反应为双小腿伸直（图6–5）。

4. 跟腱反射　嘱被检查者仰卧位，髋及膝关节稍屈曲，下肢取外旋、外展位，检查者用左手按住被检查者足前部，并使其背曲，右手持叩诊锤叩打跟腱，正常反应为腓肠肌收缩，足向跖面屈曲。还可采用两侧对比法进行对比观察（图6–6）。

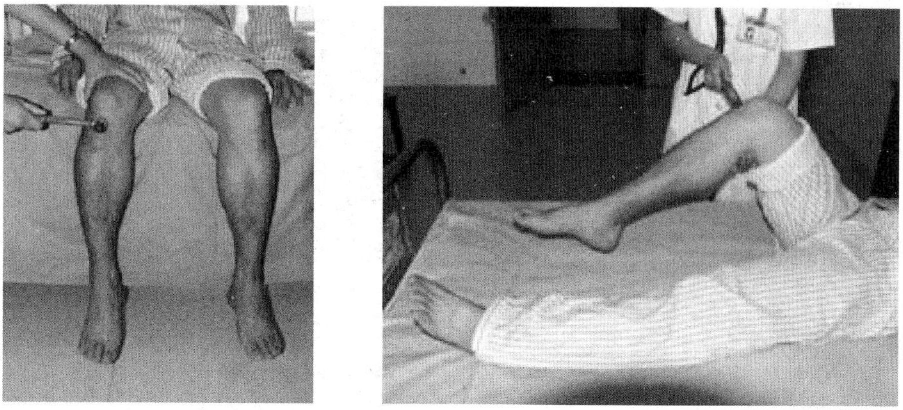

图 6-5　膝腱反射

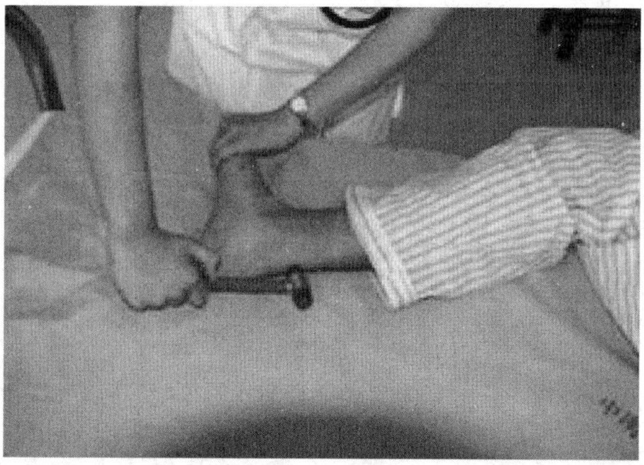

图 6-6　跟腱反射

四、病理神经反射检查

（一）巴宾斯基征

巴宾斯基征（Babinski）检查：嘱被检查者仰卧位，髋及膝关节伸直。检查者以左手持被检查者踝部，使足呈轻度外展位，右手持钝头竹签轻划足底面外侧皮肤，自足跟向前划动，至小趾掌关节处再转向趾侧。正常时足趾向跖面屈曲（即巴氏征阴性）；如果大指背曲，其余四趾扇形散开即为阳性（图6-7）。

（二）奥本海姆征

奥本海姆征（Oppenheim）检查：检查者以拇、示两指用力挟住胫骨前缘由上向下滑压，阳性表现同巴宾斯基征（图6-8）。

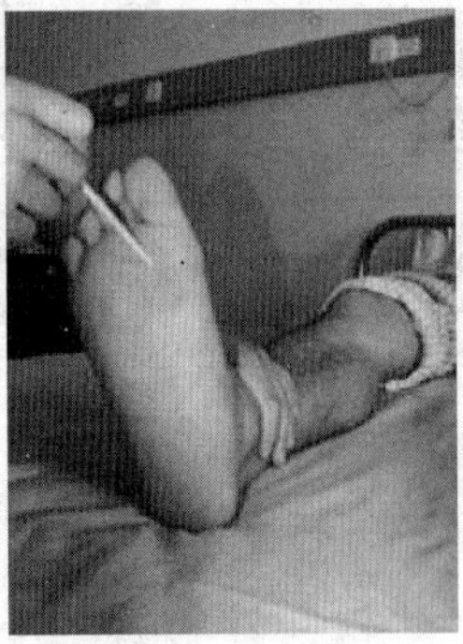

图 6-7　巴宾斯基征

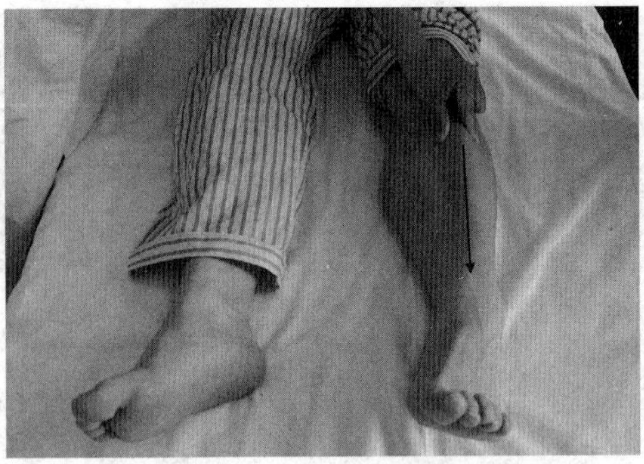

图 6-8　奥本海姆征

（三）戈登征

戈登征（Gordon）检查：检查者用拇指和其他四指分置于腓肠肌部位，然后以适当的力量捏压，阳性表现同巴宾斯基征（图6-9）。

（四）查多克征

查多克征（Chaddock）检查：检查者用钝头竹签自被检查者足背外踝下方由后向前轻划至趾掌关节处为止。阳性表现同巴宾斯基征（图6-10）。

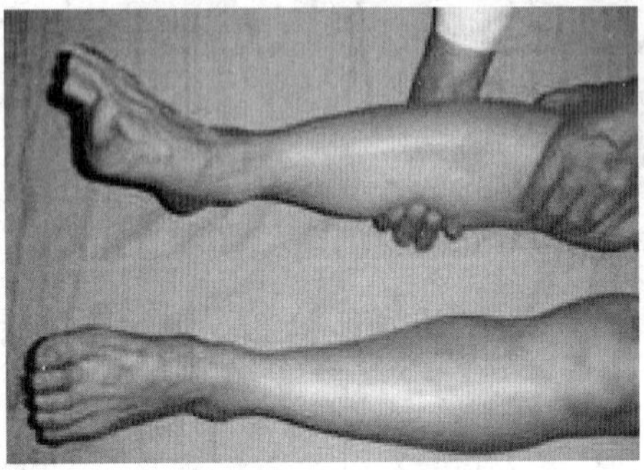

图 6-9　戈登征

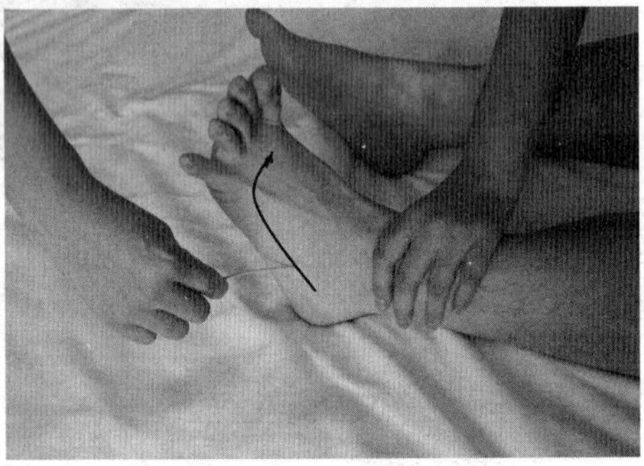

图 6-10　查多克征

（五）霍夫曼征

霍夫曼征（Hoffmann）检查：检查者用左手握住被检查者前臂近腕关节处，以右手示指及中指挟住被检查者中指并稍向上提，使腕部位于轻度过伸位，然后用拇指向下弹刮被检查者中指的指甲，若被检查者的拇指及其余四指有轻微掌屈内收，即为阳性（图6-11）。

（六）髌阵挛

髌阵挛检查：嘱被检查者仰卧位，下肢伸直。检查者用一手握住被检查者小腿上方，用另一手的拇指和示指握住髌骨上缘，用力向下快速推动数次，然后持续以适度的压力压于髌骨上缘使股四头肌保持紧张。若髌骨出现急速的节律性上下移动即为阳性。

（七）踝阵挛

踝阵挛检查：被检查者仰卧，检查者左手托住被检查者腘窝部，使其髋、膝关节稍背屈。右手握住被检查者足掌前端，并急速用力使其踝关节背屈，此时手暂时不要离开脚前端，保持一定压力，观察踝关节有否出现阵挛。若踝关节出现节律性伸屈运动即为阳性（图6–12）。

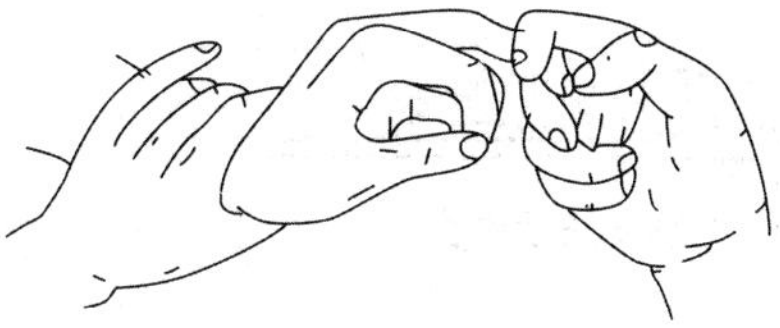

图 6–11　霍夫曼征

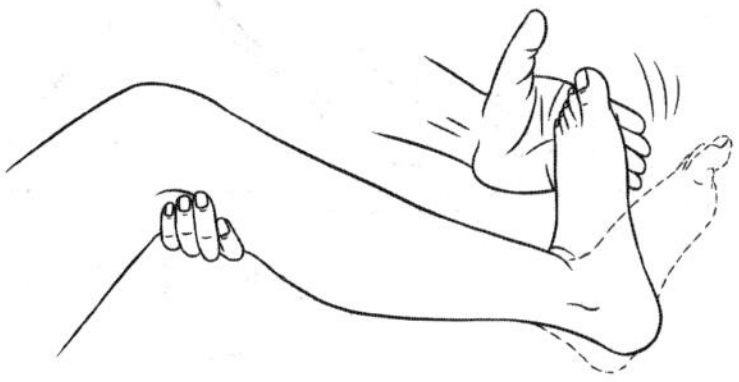

图 6–12　踝阵挛

五、脑膜刺激征检查

（一）颈强直

颈强直检查：嘱被检查者去枕仰卧，两腿伸直，检查者以右手轻压被检查者前胸部，左手置于枕后轻轻托起头部，若发现有抵抗感或不能充分前屈时，即为颈项强直。

（二）克尼格征

克尼格征（Kernig）检查：被检查者取仰卧位，将一下肢在髋、膝关节部各屈成90°，检查者左手放在该下肢膝部，用右手握住踝部，然后伸直其膝关节。若被检查者感到疼痛，不能伸直，或膝关节伸不到135°时，即为阳性（图6–13）。

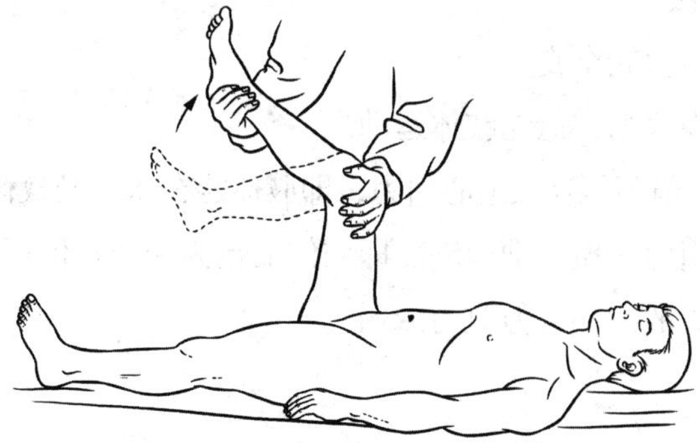

图 6–13　克尼格征检查法示意图

（三）布鲁津斯基征

布鲁津斯基征（Brudzinski）检查：被检查者取仰卧位，两下肢自然伸直，检查者左手托被检查者枕部，右手轻压其胸前，然后托起头部，使其头部前屈，若两侧髋、膝关节有反射性屈曲，即为布鲁津斯基征阳性（图6-14）。

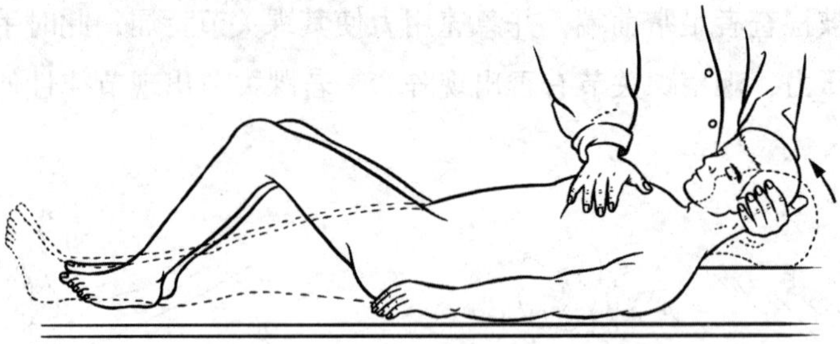

图 6-14　布鲁津斯基征检查法示意图

六、肌力及肌张力检查方法

（一）肌力的检查方法

嘱被检查者依次做肢体各关节的伸屈动作，检查者从相反的方向加以阻力测试被检查者对阻力的克服力量，以了解肌力是否正常、减退或瘫痪。要两侧对比，并注意在生理范围内的差别。

（二）肌张力的检查方法

嘱被检查者尽量松弛，避免紧张。检查者握住被检查者的肢体，以不同的速度和幅度来回运动其各个关节，注意所感受的阻力，并比较两侧，以检查其肌张力的强弱。

（三）肌力分级

一般将肌力分为六级。

0级：完全瘫痪，肌力完全丧失。

1级：可见肌肉轻微收缩，但无肢体运动。

2级：有肢体运动，但不能克服地心引力，即肢体能在床上轻微移动，但不能抬离床面。

3级：能克服地心引力而做主动运动。即肢体能抬离床面，但不能对抗阻力。

4级：能做对抗阻力的运动，但肌力减弱。

5级：正常肌力。

【实训方法】

一、实训内容

通过多媒体综合教学系统展示需要掌握的内容与检查方法。

1.脊柱弯曲度、压痛、叩击痛的检查方法。

2.浮髌试验的检查方法。

3.肌力检查的方法。

4.肌张力检查的方法。

5.生理神经反射的检查内容及方法。

6.病理反射的检查内容及方法。

7.脑膜刺激征的检查内容及方法。

二、具体的实训方法

1.先以一名正常人为被评估者，教师示教脊柱、四肢与神经系统的基本评估方法。教师边示教边复习课堂讲授内容，同时说明操作要领。

2.教师示教完毕，学生2人一组进行互相评估，其间教师根据学生操作情况做指导。

3.通过模拟标准化患者，学生分组结合病例对模拟人进行评估，要求学生仔细观察常见异常体征的特点，其间教师根据学生操作情况做指导。

4.实训结束后按护理病历书写格式，记录本次实验课评估结果。

【注意事项】

1.向被检者说明检查方法，以取得合作。

2.检查者应耐心细致，检查时应两侧对比，用同等大小的刺激。

3.神经反射检查时被检查者应绝对放松，否则反射可能无法引出。

4.脑膜刺激征检查时被检查者应放松。

5.神经系统检查时注意左右侧对比。

【实训报告】

实训报告

1.脊柱四肢

脊柱：□正常　□畸形（□侧凸　□前凸　□后凸）

棘突：□压痛　□叩痛　部位：＿＿＿＿＿＿

活动度：□正常　□受限

四肢：□正常　□异常　□畸形　□关节红肿　□关节强直　□肌肉压痛　□肌肉萎缩

下肢静脉：□曲张　部位及特征：＿＿＿＿＿＿

杵状指趾：□无　□有

2.神经系统

腹壁反射：□正常　□↓　□0　□↑

肌张力：　□正常　□↑　□↓

肌力：　　级

肢体瘫痪：□无　□有（□左　□右　□上　□下）

肱二头肌反射：左（□正常　□↓　□0　□↑）

右（□正常　□↓　□0　□↑）

膝腱反射：左（□正常　□↓　□0　□↑）

右（□正常　□↓　□0　□↑）

跟腱反射：左（□正常　□↓　□0　□↑）

右（□正常　□↓　□0　□↑）

（符号↑表示亢进，0表示消失，↓表示减弱）

Hoffmann征（左　　右　　）

Babinski征（左　　右　　）

Kernig征（左　　右　　）

其他：

检查者签名：

日期：

目标检测

目标检测答案

一、选择题

1.以下说法不正确的是（　　）

A.正常人脊柱无侧弯

B.姿势性侧凸无脊柱结构异常

C.器质性侧弯改变体位可纠正

D.正常人脊柱有四个生理侧弯

E.脊柱结核可见成角畸形

2.关于深感觉检查的叙述，下列各项中正确的是（　　）

A.包括皮肤和黏膜的痛觉

B.触觉

C.温度觉

D.是测试深部组织的感觉，如关节觉等

E.皮肤定位觉

3.关于肌张力增加的叙述，下列各项中正确的是（　　）

A.触诊时肌肉松软

B.触摸肌肉时有坚实感，做被动检查时阻力增加

C.指鼻试验不能完成

D.轮替动作不协调

E.有舞蹈样运动

4.病理反射中最常用且易引出的是（　　）

A. Oppenheim征　　B. Babinski征

C. Gordon征　　D. Conda征

E. Chaddock征

5.以下关于肌力的说法中，不正确的是（　　）

A. 0级：完全瘫痪

B. 1级：肢体可在床面上水平移动

C. 3级：肢体抬离床面但不能抗阻力

D. 5级：正常肌力

E. 2级：肢体可在床面上水平移动，但不能抬离床面

6.浅反射不包括（　　）

A.角膜反射　　B.提睾反射

C.膝反射　　D.咽反射

E.肛门反射

7.以下各项属于病理反射的是（　　）

A.跟腱反射　　B.角膜反射

C. Babinski征　　D.脑膜刺激征

E.膝反射

8.下列各项中，脑膜刺激征是（　　）

A. Babinski征　　B. Gorden征

C. Kernig征　　D. Penhanm征

E. Hoffman征

9. 以下各项中，除（　　）外均可用于共济失调的体检

A. 指鼻试验　　B. 跟－膝－胫试验

C. 闭目难立征　　D. 跖反射

E. 轮替动作

10. 以下属于复合感觉的是（　　）

A. 实体觉　　B. 痛觉

C. 温度觉　　D. 位置觉

E. 触觉

二、填空题

1. 脊柱叩击痛的检查方法有________、________。

2. 浅反射包括________、________、________。

3. 脑膜刺激征包括________、________、________。

三、名词解释

1. 杵状指

2. 深反射

3. 浅反射

4. 病理反射

四、问答题

1. 杵状指的临床意义是什么？

2. 锥体束病损时，神经反射检查出现哪些表现？

3. 试述肌力的分级。

五、综合分析题

患者，男，70岁。突发头痛、呕吐、右侧肢体活动障碍5小时入院。患者5小时前情绪激动后突发头痛、恶心、呕吐，胃内容物呈喷射状，伴右侧肢体活动障碍。既往有高血压病史20余年，未正规服药，血压控制不理想。查体：血压200/110mmHg，嗜睡状态，双眼向左侧凝视，颈强直，心肺腹部无异常体征。头部CT示左侧基底节区呈高密度阴影。

请问：

1. 该患者神经系统检查还可发现哪些体征？

2. 若检查发现患者左侧肢体可见肌肉轻微收缩，但不能产生动作。该患者的肌力为几级？

实训七　心电图检查

【实训目的】

1.学会心电图检查的操作方法。

2.能够认识正常心电图并会填写心电图报告单。

3.对常见的异常心电图能够识别。

4.具有尊重、关爱患者以及保护患者隐私的意识，具有医疗安全、护患交流、团队合作的职业意识及认真负责的职业态度。

【情景导入】

案例：患者，男，53岁，工人。左前胸痛间断发作4年余，每次发作数分钟即自行缓解，经常在上楼后出现，休息或服用硝酸甘油后能缓解，近一周来症状加重，自服硝酸甘油后难以缓解，平日血压为152/100mmHg左右，入院时胸部剧烈压榨样痛已4小时。体检：Bp 96/50mmHg，急性面容，面色苍白，大汗淋漓；心界向左扩大，心率84次/分，律齐。

讨论：1.你认为患者最可能发生了什么疾病?

2.为明确诊断，建议患者首选什么检查?

【用物准备】

心电图机、棉签、酒精、圆规、笔。

【实训内容】

1.认识心电图机，将导联线按照顺序及正确位置连接至患者身上。

2.阅读心电图，填写心电图报告，寻找P波，找出P波与R波及R波与R波的关系，确定心律、心率。

3.用圆规准确测量各波的时间及电压，测定P-R间期，Q-T间期。

4.测定电轴。

【实训方法】

1.告诉患者操作的安全性，消除患者的紧张情绪。

2.取下金属物品及手表，将手机放置在一旁，防止电波受干扰。

3.取仰卧位，暴露四肢前端及前胸。天气冷时注意保暖，避免肌肉震颤。

4.将导联线与心电图机相连，打开心电图机的除干扰键，在放置电极部位的皮肤上用酒精棉签或生理盐水棉签涂擦后，按顺序及规定位置接好肢导联与胸导联。肢体导联电极放置于上肢腕关节曲侧上方1寸处，下肢放置于内踝上部3寸附近。通常规定：红色导线接右上肢前端，然后按红、黄、绿、黑的顺序沿顺时针方向接在四肢的前端。胸导联的连接方法如图7-1所示。

顺口溜可帮助记忆

右手接红左手黄，绿草长在左脚上，黑色鞋子右脚穿，记得铁片贴身放，一在右四二在左，第四锁中五肋上，三就藏在二四间，五六和四平行逛，五在腋前六在中，导联接好莫要忘。

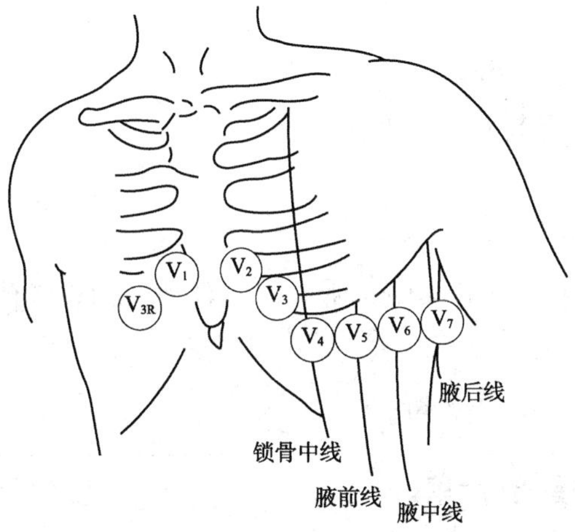

导联	探查电极
V_1红色	胸骨右缘第4肋间
V_2黄色	胸骨左缘第4肋间
V_3绿色	V_2与V_4连线的中点
V_4棕色	左锁骨中线第5肋间
V_5黑色	左腋前线V_4水平处
V_6紫色	左腋中线V_4水平处

图7-1 胸导联连接位置示意图

5.打开电源开关，调节心电图机灵敏度控制钮，定标准电压。如为单导联心电图机，调拨导联选择器开关，按Ⅰ、Ⅱ、Ⅲ、aVR、aVL、aVF、V_1、V_2、V_3、V_4、V_5、V_6的顺序描记；三导联、多导联同步心电图机，所描记心电图导联排序为自上至下依次排序且自动标记。正常心电图各导联波形如图7-2所示。

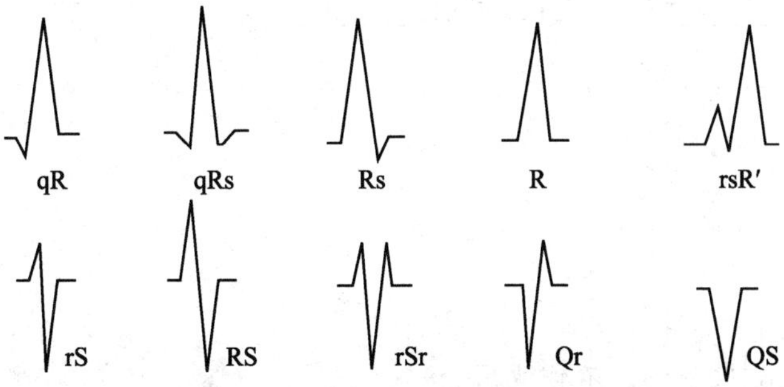

图7-2 正常心电图各导联波形

6.当出现基线不稳或干扰时，注意患者呼吸情况、电极接触是否良好、是否有交流电的影响等，并注意观察心电图纸上的描记情况是否有异常。

7. 描记完毕后关闭电源，取下电极，帮助患者整衣下床。

8. 及时在心电图纸上注明患者的姓名、性别、年龄、日期、时间，住院患者注明住院号或科室床号，并按规定贴好心电图纸。

【注意事项】

1. 常规情况下，每个导联描记3~5个完整的心动周期即可。

2. 当出现异常波形时，应检查操作过程有无出错，有无电压减半，走纸速度是否为标准25mm/s，并注意排除导联线是否脱落。

3. 如应用特殊定准电压和走纸速度的导联，需要在该图形下注明。

4. 女性患者应注意遮挡保护，避免患者不安引起心电图改变。

【实训报告】

在老师的指导下，测量自己心电图各波段的值，并参阅正常心电图各波段的正常值，写出心电图诊断。

请测量自己的心电图各导联波形，填好此页空白报告单。

心电图检查报告单

报告日期：________年____月____日

本次检查编号：________ 前次检查编号：________

姓 名：________ 性 别：________ 年 龄：________ 病 区：________ 床 号：________

住院号：________

检查结果

心律：________ 心房率：________次/分 心室率：________次/分 电轴：________

P-R间期：________秒 QRS间期：________秒

Q-T间期：________秒

心电图特征：

心电图诊断：

以上结果仅供临床参考，不作他用。

报告医生：

日期：

目标检测

目标检测答案

一、选择题

1. 心电图对下列各种病理状态最有诊断价值的是（　　）

A. 心脏结构异常　　B. 心功能下降

C. 心脏电活动异常　　D. 心肌供血异常

E. 心包情况

2. T波是代表（　　）

A. 心房复极波　　B. 心室除极波

C. 心房除极波　　D. 心室复极波

E. 心房激动传至心室过程

3. 心电图检查时红色导联线应连接在（　　）

A. 右上肢　　B. 右下肢

C. 左下肢　　D. 左上肢

E. 任意上肢

4. 胸导联 V_1 探查电极的体表位置应是（　　）

A. 胸骨左缘第4肋间　　B. 胸骨右缘第4肋间

C. 胸骨左缘第2肋间　　D. 左锁骨中线第5肋间

E. 胸骨右缘第2肋间

5. 某老人做心电图检查，常规心电图平均P-P间隔为15小格，其心率为（　　）

A. 60次/分　　B. 80次/分

C. 90次/分　　D. 100次/分

E. 75次/分

6. Q-T间期是指（　　）

A. QRS波群起点到T波起点　　B. QRS波群起点到T波终点

C. QRS波群终点到T波起点　　D. QRS波群终点到T波终点

E. QRS波群的时间与T波时间之和

7. 测量R-R间期为0.8秒，心率为（　　）次/分。

A. 110　　B. 100

C. 80　　D. 75

E. 60

8.出现异常Q波（坏死型）最常见的疾病是（　　）

A.心肌炎　　B.心包炎

C.心肌梗死　　D.高血压病

E.心脏瓣膜病

9.左房肥大的最主要心电图表现是（　　）

A.P波时间大于0.11秒

B.P波呈双峰状

C.双峰P在Ⅰ、Ⅱ、aVL明显

D.P波正负双向

E.P波有切迹

10.为鉴别房性和室性早搏，下列最有意义的是（　　）

A.早搏QRS波群有无宽大畸形

B.早搏的QRS波有无与之有固定关系的P波

C.早搏后的代偿间歇是否完整

D.早搏的T波是否与QRS主波方向一致

E.QRS波群的形态是否正常

二、填空题

1.心电图纸上的纵向距离代表________，横向距离代表________。

2.当心律规则时，其计算心率的公式为________________；心律不规则时，心率计算为________________。

3.临床上常用的心电图导联为________________________、______________________及________________________。

4.QRS波群的命名，在等电位线上的第一个向上的波，称________波，第一个向下的波，称为________波；向上的波之后出现向下的波，称为________波。

三、名词解释

1.P–R间期

2.肺性P波

3.期前收缩

4.心律失常

四、问答题

1.简述正常窦性心律的心电图特征。

2. 简述室性期前收缩的心电图特征性改变。

五、综合分析题

患者，男，20岁，半小时前无明显诱因自感心跳明显而就诊，查体：呼吸急促，双肺未闻及干、湿啰音，心率190次/分，节律整齐，无杂音。

请问：

1. 该患者最可能的诊断是什么？

2. 可做什么辅助检查确诊？该检查可能会显示怎样的特征？

附录

附录一　心电图相关图表

一、正常心电图各波段的正常值

表附 -1　正常心电图各波段的正常值

导联		Ⅰ	Ⅱ	Ⅲ	avR	avL	avF	V_1	V_2	V_3	V_4	V_5	V_6
P波	时间	全部导联<0.11s											
	高度	＜0.25mV						＜0.20mV					
	方向	↑	↑	不定	↓	不定	↑	双相或↑或低平		↑	↑	↑	↑
Q波	时间	＜0.04s			不限	＜0.04s		无Q波，但可呈QS波		极少有q	＜0.04s		
	深度	＜1/4R		不限			＜1/4R				＜1/4R		
R波	高度	Ⅰ+Ⅱ+Ⅲ＜4.0mV			＜0.5mV	＜1.2mV RV_1+SV_5＜1.2mV	＜2.0mV	1.0mV RV_5+SV_1＜4.0mV（男）3.5mV（女）	从右至左R波逐渐增大（V_1~V_5）			R＜2.5mV	
P–R间期	时间	0.12~0.20s											
S波								从V_1~V_5 S波逐渐缩小					
QRS波群	时间	成人0.06~0.10s　儿童0.04~0.08s											
	高度	Ⅰ+Ⅱ+Ⅲ＞1.5mV											
R/S								＜1		1		＞1	
VAT时间								＜0.03s				＜0.05s	
ST	下降	任何导联不应超过0.05mV											
	上升	＜0.1mV						＜0.3mV			＜0.1mV		
T波	方向	↑	↑	↑平或↓	↓		↑或↓	↑或↓（↑时＜0.6mV）	↑或↓	↑或↓	↑	↑	↑
	振幅	＞1/10R						＜0.4mV	可达1.2~1.5mV				
		出现于T波后0.02~0.04s　全部导联U＜T　振幅＜0.2mV											
Q–T间期		长短与心率有关，当心率60~100次/分时，Q–T 0.32~0.44s											

二、心电图报告单

表附-2　**** 医院心电图报告单

姓名：　　性别：　　年龄：　　科别：
病室：　　心电图号：
检查日期：　　年　　月　　日　　X线号：　　住院号：

临床诊断
检查摘要：　脉搏：　　次/分　　血压：　　毫米汞柱：　　电解质：
最近两周曾用洋地黄总量及其他主要药物：

心律	窦性心律	P-R间期	0.145s	检查时体位	平卧
心动周期（R-R）	0.895s	QRS时限	0.075s	心电轴	+43°
心房率	67次/分	Q-T时限	0.40s	心电位	
心室率	67次/分	Q-U时期	时钟转位	逆时钟转位	

心电图发现：

P波：符合窦性P波的规律，在Ⅰ、Ⅱ、aVF、V_3~V_6导联直立，aVR导联倒置，易变导联Ⅲ、aVL、V_1、V_2均直立。时间小于0.12s，振幅小于0.25mV
QRS波：各导均呈室上型，同一导联R-R匀齐，Ⅰ、aVL导联呈qR型，Ⅱ、Ⅲ、aVF导联呈R型，aVR呈QS型。V_1导联呈RS型，V_2、V_3导联呈Rs型，V_4、V_5导联呈qRs型，V_6导联呈qR型。波幅除Ⅲ及aVL导联外，Ⅰ、Ⅱ、aVR、aVF均大于0.5mV，胸导均大于0.8mV。RV_5等于2.7mV。Q波在Ⅰ、aVL、V_5、V_6<0.04s，<同导联R波的1/4
ST段：各导无明显偏移
T波：Ⅰ、Ⅱ、aVL、aVF、V_2~V_6直立，分别大于同导联的1/10R和1/8R，Ⅲ、aVR、V_1倒置
U波：V_2、V_3直立，小于同导联T波的1/4

心电图诊断意见：1.在正常范围内　[2.大致正常]　3.可能不正常　4.显示不正常
左心室高电压
报告医生：　　报告时间：　　年　　月　　日

三、异常心电图

1.异常心电图（一）

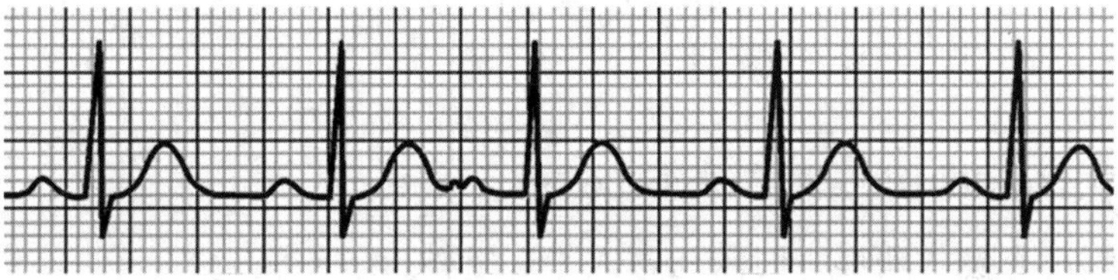

图附-1　心房颤动

心电图特征：P波消失，代之以大小不等、形态不一、间距不均的f波（房颤波），频率350~600次/分；R-R间期绝对不等；QRS波群形态基本正常。

2.异常心电图（二）

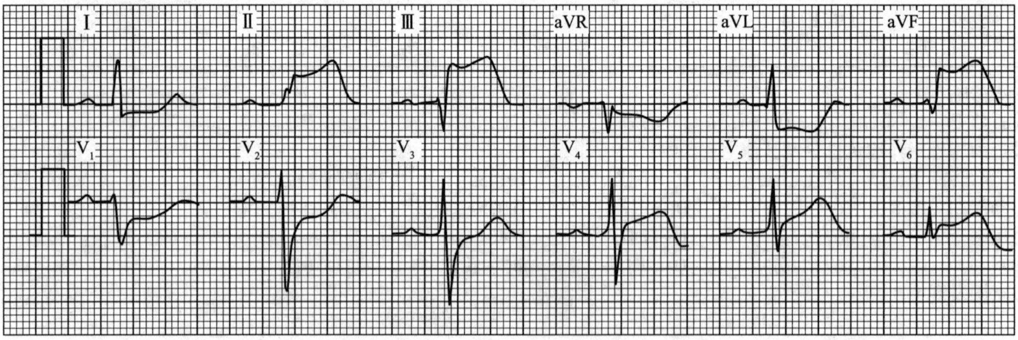

图附-2　急性下壁心肌梗死

心电图特征：Ⅲ、aVF有病理性Q波，Ⅱ、Ⅲ、aVF出现弓背状S-T段抬高。

3.异常心电图（三）

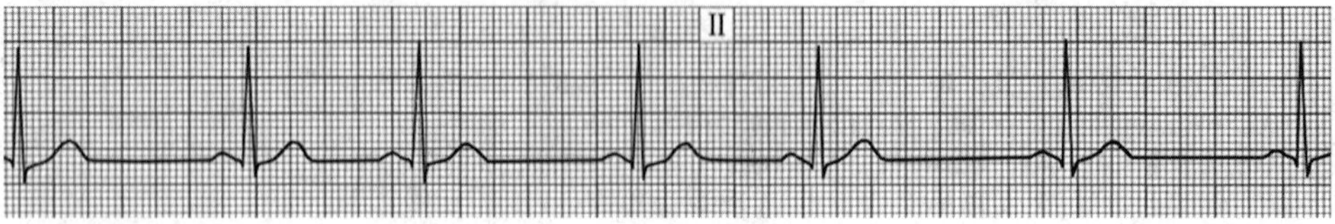

图附-3　室上性心动过速

心电图特征：突然发作，突然停止，频率多在160~250次/分，节律快而规则；QRS形态一般正常。

4.异常心电图（四）

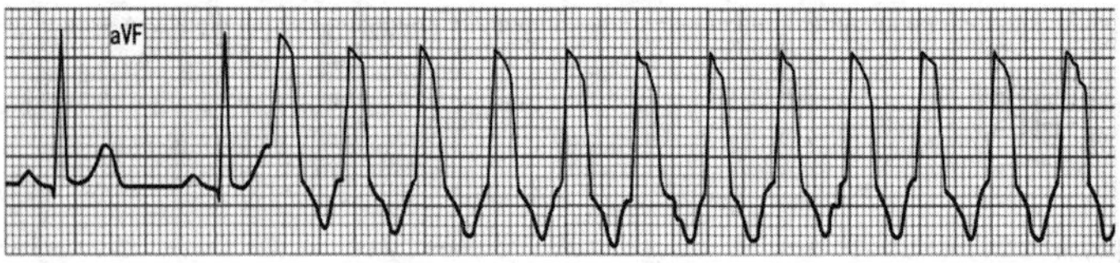

图附-4　室性心动过速

心电图特征：

①频率多在140~200次/分，节律可稍不齐；

②QRS波形形态宽大畸形，时限通常大于0.12秒；

③如果能发现P波，并且P波频率稍慢于QRS频率，PR无固定关系（房室分离），则可明确诊断。

5. 异常心电图（五）

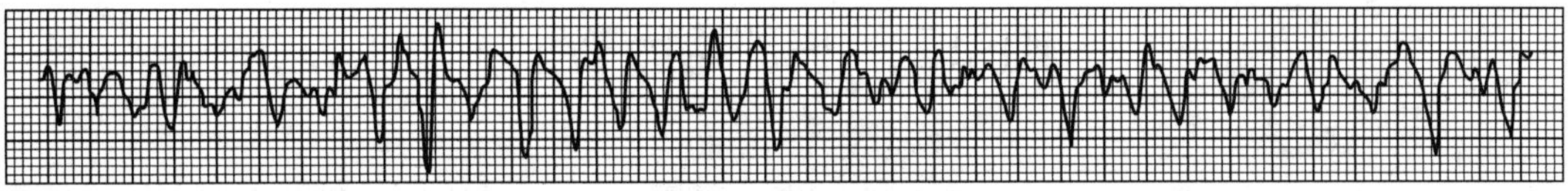

图附 -5　心室颤动

心室颤动是临床上最为严重的致死性心律失常。

心电图特征：QRS-T波完全消失，出现大小不等、极不匀齐的低小波，频率200~500次/分。

附录二　护理病历书写

护理病历是护士在医疗、护理活动过程中形成的文字、符号、图标等资料的总称。护士将患者的健康资料、护理诊断、病情变化、治疗情况和所采取的护理措施进行归纳、整理和分析、记录的行为，即为护理病历书写，是护士运用护理程序为患者解决实际问题的护理过程的具体体现及客观依据，是教学、科研、管理的原始素材和参考资料。

在运用护理程序护理患者时，要求有系统、完整、能反映护理全过程的记录，因此在书写护理病历时要求详细记录、突出重点、主次分明、符合逻辑、文字清晰及正确应用医学术语。

一、护理病历书写的基本要求

1.记录内容客观、真实、准确、及时、完整。

2.各种病历表格除特殊规定外，一律使用蓝黑墨水、碳素墨水书写，体温表中曲线用相应颜色签字笔标识和连线。

3.使用中文和医学术语，通用的外文缩写或无正式中文译名的症状、体征、疾病名称等可以使用外文。

4.文字工整、字迹清晰、表达准确、语句顺畅、标点正确。书写过程中出现错别字，应用同色笔画双线在错别字上，不得采取刮、粘、涂等方法掩盖原来的字迹。每张记录划改不超过2处，每处不超过3个字。

5.按照规定的格式和内容书写，并由相应的护理技术人员签名。实习期间或试用期间的护理人员（新毕业1年，未取得护士资格证书）书写的护理病历，应当经过本医疗机构取得合法资格并注册的护理技术人员审阅并签名。进修护士应当由接受进修的医疗机构根据其胜任本专业工作的实际情况认定后书写护理病历。

6.上级护理人员审查、修改和补充下级护理人员书写的护理病历时用红笔，修改人员在原记录签名并注明日期，并保持原记录清晰、可辨。

7.一律采用中华人民共和国法定计量单位，如长度单位：米（m），厘米（cm），毫米（mm），微米（μm）；体积单位：升（L），毫升（ml）；质量单位：千克（kg），克（g），毫克（mg），微克（μg）；血压单位：毫米汞柱（mmHg），千帕（kPa）。

8.因抢救危急重患者未及时书写护理病历，护士应在抢救结束后6小时内据实补记，并加以说明。

9.使用规范汉字、简体字书写，杜绝错别字。语句中数字可使用汉字，双位数以上则一律使用阿拉伯数字。

10.书写时间一律用24小时制。

二、护理病历的格式及内容

为了切实减轻临床护士护理文件的书写负担，简化书写内容数量，体现以“患者为中心”的护理理念，做到把时间还给护士，把护士还给患者，我国护理病历书写的内容正逐步简化和格式化，以让护士有更多的时间和精力为患者提供直接护理服务，提高护理质量。护理病历书写一般采用表格式，目前各地区、各医疗机构对于护理病历的格式尚未形成统一，下面以广东省临床护理文书规范为例，介绍护理病历的各种记录内容。

（一）护理病历首页

护理病历首页又称入院评估表，是患者入院后由责任护士或值班护士书写的首次护理记录，通过评估找出患者存在或潜在的身心问题，提出护理重点内容，为制订护理计划和提出具体护理措施提供事实依据。不同专科选用不同的护理病历首页，主要包括了个人资料、护理评估、入院告知、护理重点四个部分，采取选项打“√”的方式填写。下面以内科护理病历首页为例介绍（表附–3）。

表附–3　首次护理记录单（内科）

姓名：_______性别：____年龄：____科室：_______床号：_______住院号/ID号：__________

入院日期时间：__________

职业：　　　　　民族/宗教：

教育程度：□文盲　□小学　□中学　□中专　□大专以上

资料来源：□患者　□家属　□朋友　□其他

日常照顾者：□自我照顾　□夫/妻　□父母　□子女　□亲戚　□朋友　□保姆　□其他

入院诊断：　　　　　　　　入院方式：□步行　□扶行　□轮椅　□平车

过敏史：□无　□有（过敏源：□食物，种类：_______□药物：_______□其他：_______）□不明确

医疗费用支付方式：□自费　□公费医疗　□医保　□社保　□商业保险　□他人赔付

□其他：_______

一、护理评估

意识状态：呼之　□能应　□不应；对答　□切题　□不切题

饮食：□自行进食　□协助进食　□经鼻胃管　□经鼻肠管　□胃肠造瘘管

咀嚼困难：□无　□有

口腔黏膜：□完整　□溃疡　□白斑　□红肿　□其他：_______

吞咽困难：□无　□有

睡眠：□正常　□难入睡　□易醒　□早醒　□多梦　□使用辅助药物：_______

醒后疲劳感：□无　□有

排尿：□未发现异常　□尿频　□尿急　□尿痛　□排尿困难　□血尿　□尿失禁

□尿潴留　□留置尿管　□其他：_______

排便：次数：____次/天（1次/____天）；□便秘　□腹泻　□失禁　□造瘘　□其他：__________

续表

四肢活动：□自如 □无力 □偏瘫；（□左上肢 □左下肢 □右上肢 □右下肢）
□截瘫 □全瘫
自理能力：□完全自理 □完全不能自理 □部分自理：________
皮肤状况：□完整 □苍白 □黄疸 □潮红 □发绀 □干燥 □出血点 □压疮
□破损 □水肿
详细描述：
语言沟通：最常用语言/语种______________，语言表达：□清楚 □含糊 □失语
生活习惯：吸烟：□无 □有，______支/天； 嗜酒：□无 □有，________两/天
其他症状和体征：

二、住院告知

□住院须知 □物品管理 □作息 □探陪 □订餐 □介绍主管医生 □介绍主管护士
□其他：________

三、护理重点

1.基础护理：
2.专科护理：
3.患者安全：
4.其他：
护理交接班重点：
提醒医生给予关爱：
提醒家属给予关爱：

记录时间： 年 月 日 时 分 责任护士签名：
审核时间： 年 月 日 时 分 审核人签名：

（二）护理计划单

护理计划单是护理人员对患者实施整体护理的具体方案。主要内容包括护理诊断、护理目标、护理措施和效果评价等。目前，大部分医院以“标准护理计划”的形式预先编制每种疾病的护理诊断及相应的护理措施、预期目标等，护士可参照它为自己负责的每一个患者实施护理（表附-4）。

下面以中风偏瘫患者的护理计划单为例介绍。

表附-4 中风偏瘫标准护理计划单

姓名： 性别： 年龄： 科室： 床号： 诊断： 住院号：

日期	护理问题	护理措施	预期目标	效果评价	时间/签名	
					开始	停止
	半身不遂 肢体麻木 1.风热入络 2.气滞血淤 3.脑脉痹阻	□保持床单元整洁、干燥、无渣屑。 □经常变体位每2~4小时翻身一次。 □观察局部有无发红、肿胀、使用气垫床、保护栏。 □被动运动。 □上肢放在枕上，远端比近端稍抬高，使其保持伸肘，腕背屈指的姿势，可交换使用。 □下肢运动，抬高30°位置保持回心血流，做伸屈运动	□有利于保持关节活动度。 □维持肌肉的长度及肌张力。 □改善局部血液循环	1、2、3		

续表

日期	护理问题	护理措施	预期目标	效果评价	时间/签名	
					开始	停止
	潜在褥疮发生 1.长期卧床 2.皮肤抵抗力差 3.营养不良	□每日用50%红花酒精按摩受压部位2次，促进局部气血运行。 □饮食宜富有营养，易消化之品如牛肉、瘦肉、蛋类、牛奶、鱼虾等及新鲜蔬菜瓜果，以增强机体抵抗力	□患者住院期间受压部位的皮肤未发生红肿及损伤。 □能得到有效预防	1、2、3		
	焦虑、恐惧 1.久病不愈 2.反复发病 3.针刺疼痛 4.感到针刺有危险	□耐心向患者解释病情，讲解本病的有关知识。 □经常巡视病房，了解患者需要，及时为患者解决问题。 □多与患者交流，增强战胜疾病的信心。 □向患者讲解针刺的目的、作用，减少患者的恐惧感。 □指导患者针刺时，使用放松技术，如慢深呼吸，使肌肉放松，以提高针刺疗效	□患者能主动询问疾病的有关知识。 □患者能主动配合治疗。 □患者针刺时能采取正确的配合方式	1、2、3		

注：1.完全达到　　2.部分达到　　3.未达到

（三）护理诊断项目表

在标准护理计划单使用的基础上，临床使用“护理诊断项目表”代替“护理计划单”，以形成完整的护理病历（表附-5）。

表附-5　护理诊断项目表

姓名：　　性别：　　年龄：　　科室：　　床号：　　诊断：　　住院号：

日期时间	护理问题/诊断	预期目标	评价					签名
			日期	解决	好转	未解决	恶化	

（四）护理记录

护理记录是护理人员对住院患者在住院期间的病情观察、护理措施及护理效果的真实、客观、动态的记录。护理记录内容包括病情变化及其处理、护理措施执行情况及医嘱执行情况等。

1.一般护理记录　一般患者的护理记录是护士根据医嘱和病情对患者在住院期间护理

过程的客观记录。护士需根据病情有针对性地记录患者的自觉症状、情绪、心理、饮食、睡眠、大小便情况以及患者新出现的症状、体征并记录化验检查的阳性结果以便观察病情。根据护理记录的格式不同，可分为文字式和表格式（表附 –6、表附 –7）。

表附 –6　护理记录单

姓名：　　　性别：　年龄：　科室：　床号：　诊断：　住院号：

日期	时间	护理记录	签名

第　　页

表附 –7　护理记录单

科别：　姓名：　　　年龄：　性别：　床号：　住院病历号：　　　入院日期：　　　诊断：

<table>
<tr><th rowspan="2">日期</th><th rowspan="2">时间</th><th colspan="4">生命体征</th><th rowspan="2">意识</th><th colspan="2">入量</th><th colspan="3">出量</th><th rowspan="2">病情观察及措施</th><th rowspan="2">护士签名</th></tr>
<tr><th>T（℃）</th><th>P（次/分）</th><th>R（次/分）</th><th>Bp（mmHg）</th><th>内容</th><th>ml</th><th>内容</th><th>ml</th><th>颜色性状</th></tr>
<tr><td></td><td></td><td></td><td></td><td></td><td></td><td></td><td></td><td></td><td></td><td></td><td></td><td></td><td></td></tr>
<tr><td></td><td></td><td></td><td></td><td></td><td></td><td></td><td></td><td></td><td></td><td></td><td></td><td></td><td></td></tr>
<tr><td></td><td></td><td></td><td></td><td></td><td></td><td></td><td></td><td></td><td></td><td></td><td></td><td></td><td></td></tr>
<tr><td></td><td></td><td></td><td></td><td></td><td></td><td></td><td></td><td></td><td></td><td></td><td></td><td></td><td></td></tr>
</table>

续表

日期	时间	生命体征				意识	入量		出量			病情观察及措施	护士签名
		T（℃）	P（次/分）	R（次/分）	Bp（mmHg）		内容	ml	内容	ml	颜色性状		

第　　页

2. 危重患者护理记录单　危重患者护理记录是指护士根据医嘱和病情对危重患者住院期间护理过程的客观实时记录。危重患者护理记录常用于需要严密观察生命体征、记录出入量、及时实施治疗和护理措施的危重或大手术后患者（表附 -8）。

表附 -8　危重患者护理记录单

科别：　姓名：　　　年龄：　性别：　床号：　住院病历号：　　　入院日期：　　　诊断：

日期	时间	生命体征				意识	SPO_2（%）	瞳孔				出量			病情观察及措施	护士签名
		T（℃）	P（次/分）	R（次/分）	Bp（mmHg）			直径（mm）		反射		种类	入	出		
								左	右	左	右					

续表

日期	时间	生命体征				意识	SPO_2 (%)	瞳孔				出量			病情观察及措施	护士签名
		T (℃)	P (次/分)	R (次/分)	Bp (mmHg)			直径 (mm)		反射		种类	入	出		
								左	右	左	右					

第　　页

在临床护理工作中，护士需要观察某些特殊项目、症状或体征，以适应逐渐细化、专科化、科学化护理发展的要求，因而选用一些专科和专项的护理记录单，如“疼痛护理单”（表附-9）、“压疮风险护理单”（表附-10）等，统称为特殊护理记录单。

表附-9　疼痛护理单

姓名：　　　性别：　年龄：　　科室：　　床号：　　住院号：　　主要诊断：

疼痛分类：　　　□急性　　□癌痛　　　□慢性非恶性疼痛（>6月）

入院时疼痛情况：□无　　□周期性疼痛　□活动性疼痛　　□持续性疼痛

疼痛部位：A____　B____　C____　D____

日期										
时间										
部位										
活动情况										
疼痛评分										

□　面部表情疼痛量表

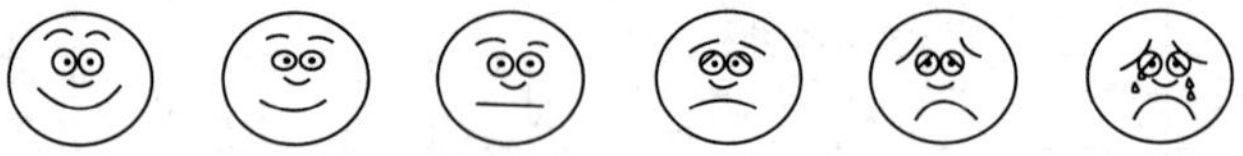

0　无疼痛　2　有一点疼痛　4　轻微疼痛　6　疼痛明显　8　疼痛较严重　10　剧烈疼痛

□　数字评定量表

0　1　2　3　4　5　6　7　8　9　10

无痛　　　　　　　　　　　　最痛

续表

		□　词语描述量表 无痛 0　轻度痛 2　中度痛 4　重度痛 6　极度痛 8　最痛 10									
护理措施											
1. 安慰患者											
2. 解释病情											
3. 卧床休息											
4. 患肢体位摆放											
5. 分散注意力											
6. 冷敷											
7. 热敷											
8. 理疗											
9. 针刺											
10. 通知医生											
11. 遵医嘱止痛药治疗	时间										
	药品										
	途径										
拒绝治疗											
责任护士签名											
审核者签名											

表附 –10　Braden 压疮风险护理单

姓名：________　性别：____　年龄：____　诊断：____　科室：____　床号：____　住院号/ID 号：________

日期											
时间											
评估项目											
感觉	完全受限 1 分　非常受限 2 分 轻度受限 3 分　未受损 4 分										
潮湿	持久潮湿 1 分　非常潮湿 2 分 偶尔潮湿 3 分　很少潮湿 4 分										

续表

活动	卧床不起1分　局限于椅2分 偶尔步行3分　经常步行4分										
移动	完全不能1分　严重受限2分 轻度受限3分　不受限4分										
营养	非常差1分　可能不足2分 适当3分　　良好4分										
摩擦和剪切力	有问题1分 有潜在问题2分 无明显问题3分										
得分											
护理措施											
1.体位转换	鼓励转动体位										
	帮助变换体位										
	每天下床坐椅子										
	其他										
2.减少摩擦力和剪切力	移动患者时要正确使用移动技巧										
	摩擦点处粘贴保护膜										
	保持半坐卧位，床头摇起应≤30°，特殊情况除外										
	侧卧位＜30°，特殊情况除外										
	其他										
3.压力减缓用具的使用	气垫床、翻身床、悬浮床、波浪床										
	肘部和足后跟使用压力减缓装置										
	翻身枕										
	水垫										
	其他										
4.皮肤护理	每天定时检查皮肤情况，特别是受压部位										
	帮助搞个人卫生，例如床上浴、更换衣物										
	当皮肤弄脏时及时清洁										
	干性皮肤使用皮肤润肤霜										
	受刺激浸润区域使用皮肤保护物										

续表

4. 皮肤护理	使用纸尿片或纸尿裤										
	使用尿套										
	留置导尿管										
	大便失禁者安装造口袋或收集器材										
	其他										
5. 支持营养	合适的热量和蛋白质的摄入										
	请营养师会诊										
	鼻饲										
	静脉高营养										
	监测饮食摄入和排出										
	其他										
责任护士签名											
审核者签名											

参考文献

[1] 孙玉梅，张立力，张彩虹.健康评估［M］.北京：人民卫生出版社，2021.

[2] 张立力，孙玉梅，张彩虹.健康评估实践与学习指导［M］.北京：人民卫生出版社，2023.

[3] 陈云华.健康评估［M］.北京：科学出版社，2017.

[4] 黄珊珊，王齐.健康评估实训与学习指导［M］.北京：中国医药科技出版社，2020.

[5] 徐洪岩.健康评估实训指导［M］.北京：化学工业出版社，2017.

[6] 毕清泉，宋江艳，王盼盼，等.健康评估实训指导［M］.合肥：安徽大学出版社，2022.